你可以喘口氣

給憂鬱症照顧者的備忘錄

Better Days, Worse days

Supporting a Depressed Partner Without Losing Your Light

多琪・柯恩 著
Doki Cohen
劉宗為 譯

獻給我摯愛的父母：

彼拉和以利以謝·梅羅維奇（Bilha and Eliezer Meirovitch），

願你們永生受到祝福。

你們的離去讓我悲痛萬分，

我非常想念你們。

目次

推薦序

成為接納自己情緒的照顧者

諮商心理師／蔡秀娟

「為什麼只會要求我們，難道我們就沒有資格喊累嗎？」在一場談論關於成為照顧者的講座裡，這句話迴盪著整個講堂。一句「為什麼」道盡了照顧者內心累積的情緒與不滿。

確實在我們的印象裡，照顧者之於被照顧者而言，經常彷彿是故事裡頭的配角……而我們關注的是，被照顧的「這個他」是否變好、變得更健康。

在閱讀《你可以喘口氣：給憂鬱症照顧者的備忘錄》的過程裡，我不時想起自己就讀碩班時，爸爸住院的那段時光，我成為了在醫院陪伴的角色，身為照顧者，那些「應該要做的事」我並不陌生，「耐心」、「陪伴」、「理解」我都能給予，也能每天跟其他家庭成員分享在醫院的一切，像是：爸爸的胃口好壞、服藥情況、精神狀態。漸漸地，我被困在這個角色裡，而我的任務就是要讓「被照顧的人」好起來。

擁有這些負向情緒的自己，很不應該……嗎？

我開始出現許多不平衡的感受，但另一方面又認為這樣的自己很不應該。當聽到有人說：「你再多幫忙一下，辛苦了。」我心裡其實一點都不覺得被安慰，反而有一股莫名的憤怒，但同時我又會對自己的憤怒感到羞愧，因為我知道身為家人，照顧彼此是理所當然的，對吧？

於是，為了掩蓋這個不被我自己接納的情緒，我開始迴避跟其他人互動，我害怕在其他家人面前流露出負向情緒。也許你會問我，怎麼撐過那段時光的呢？答案一，因為爸爸一段時間後出院了；答案二，後來，我為這些心情找到了屬於它們的樹洞。

確實，當壓力事件解除時，身上某些被賦予的角色就會消失，而我們的生活也會慢慢回到原本的軌道上。可是你是否會想過，若我們所面臨的壓力與衍生的角色，它們難以被預期何時會告一段落，我們又該如何自處？

喘口氣！先把自己照顧好，你才有餘裕照顧別人

所謂「自我照顧」，除了在生理上留意生活作息與飲食健康外，更為重要的是關心、感受、調適自己的心情，讓你心裡每一份真實的情緒可以有一個空間及時間，好好地、不被評價地被你所經歷。

情緒就是情緒，沒有對錯。每個人不同的成長背景，會使得我們看待同一件事、同一個角色的觀點不一樣，自然也就衍生出不盡相同的情緒。因此，沒有什麼情緒是應該有、不應該有的。

成為照顧者後，每個人會有的情緒感受、思緒念頭都不同，端看你過去的生命經驗而定，或許你會出現像書中提及「羞愧、怨天尤人、罪惡感、沉重的責任感、憤怒、悲傷」六種感受，又甚至你會經歷到不同於書中的情感，這些都是很正常的，而要紓緩這些負向情緒的關鍵其實是「承認它，並且把它說出來」！

然而，要能如此坦承地面對情緒並不容易，我們往往會因為社會期待、家庭文化，讓自己身上背負了許多「應該、必須」的規範，以至於在某一些角色上無法接納自己的感受和想法，也可能限制了一些行動。就像我照顧爸爸那時，我在心裡要自己全心全意關注他的需求，不能抱怨、不能喊累，也割捨了原本自己的生活。

但我們輕忽了「擔任照顧者」這件事究竟有多不容易，尤其是當你不是這個領域的專業人士時——但突然間，這個角色就降臨在你身上，這種被強制且沒得選擇的感覺，是沈重得會壓垮人的。

所以，在擔任照顧者時，請告訴自己「我可以從這股壓力中暫離！我可以也需要喘息」。接著，鼓勵你進一步將書中提到的「休閒活動、小旅行、與朋友保持聯繫、與家人同心合力」等方法實踐在生活裡。

我常用「游泳」這項運動來比喻成為照顧者這件事。如果你有游泳的經驗，你一定知道，除了擁有游泳的知識外（讓被照顧者身心狀態恢復健康的方式），若你能掌握閉氣（照顧對方）與換氣（自我照顧）兩者的節奏，將有助於你游得又遠又久！

每個人都可能成為照顧者的角色，如何在「照顧者」、「我自己」之間切換，喘口氣、獲得能量、提供更好的照顧，而不迷失在這個角色裡？我想《你可以喘口氣：給憂鬱症照顧者的備忘錄》能提供一些方向給你。

序言

有時狂風暴雨、有時風平浪靜

我之所以決定寫下這本書，是因為我親愛的丈夫亞當，已經深受憂鬱症之苦長達三十年之久。

我們的婚姻即將邁入五十週年。在我們共度的前三十年裡，亞當一直患有憂鬱症。在接下來的十五年，我們享受了一段幸福且完全脫離憂鬱症陰影的生活。但就在兩年前，亞當中風了，這使他再次陷入深沉的憂鬱狀態，他的憂鬱情緒時而出現、時而消失。

在我們結婚時，我二十二歲、亞當二十六歲。當時他擁有一家經營得頗為成功的保險代理公司，而我則是一名程式設計師，負責系統分析與專案管理。在那段時間裡，我也學習了親職培訓，這是我非常關心的生活面向。隨著經驗累積，後來我建立了多個親職培訓團體，並且進行教學活動。多年下來，我掌握了各種不同的心理治療方法，包括格式塔學派、拜倫．凱蒂的轉念功課（The Work of Byron Katie）、澄心聚焦法（Focusing）、情緒取向治療法（EFT Tapping）、以及情緒指南針方法（The Compass Method），我在教學團體以及自己身上應用了這些方法。

大約在一年前，我撰寫了《每個孩子都值得》（*An Equally Worthy Child*）。這本書的探討主題在於兒童的價值感低落，而這正是我自己在童年時期所經歷到的情緒，此外我也談到，當我將上述各種方法應用在自己身上時，這些負面感覺如何逐漸消失。我撰寫那本書，是想分享我的自身經驗與見解，包括我如何擺脫這些普遍存在於兒童和成年人心中的負面情緒。

同樣地，對於那些正在經歷類似困境的人，我也希望能分享自己的經驗，去支持與陪伴患有憂鬱症（或其他折磨人的疾病）的伴侶。

以下是我的親身故事。

亞當第一次經歷到憂鬱症狀是在四十多歲的時候。那時，我們兩人都有高薪的工作，所以可以過著舒適的生活。但某天我突然覺得自己需要做出某些改變，於是決定辭去工作來休息一陣子。我們還有充足的經濟來源，可以靠亞當的收入應付日常開銷。亞當也支持我休息一陣子，但當我真的做出離職決定時，他感到相當驚訝。

離職後的我不再有收入，亞當覺得失去了經濟上的安全感，於是變得非常害怕。他的恐懼感如此強烈，以至於無法再以過往的效率繼續工作。這是他焦慮循環的肇始點；他的工作水平下降，最終導致收入減少。

在這段困難時期，我們的關係開始變緊張，直到亞當接受治療後，我才意識到他正遭受到憂鬱症的侵擾。

在他罹患憂鬱症的最初幾年裡，我們經歷了一段特別艱難的時期，因為我們對此知之甚少，也欠缺應對的方法。在那時，我甚至考慮過要與亞當分開，但我很快就意識到，儘管遇到種種困難，我也要繼續支持他，因為他是我的終身伴侶。他的疾病使我有機會更加了解他，關於他的本性、以及令人動容的一面，即使有時這些事情也會讓我感到煩惱。

亞當在一個貧困的家庭中長大。他記得，他的父親在那段時光尤為感到煎熬。他父親非常渴望給予孩子們所需的一切，但卻無法實現。

正因為有這段過去，所以當亞當成為丈夫與父親時，就格外重視給孩子們所需和想要的東西，甚至願意犧牲自己的需求。然而就在突然之間，我辭去了工作，他陷入憂鬱情緒，並發現自己沒有能力完美地盡到父親的職責。

為了幫助家計，我參加了就業局提供的資訊安全課程。回到職場後，我們的經濟狀況就改善了，但這並未消除亞當的恐懼感，他的憂鬱情緒仍然在持續蔓延。

當我們明白這種病症不會立即消失，便開始接受治療。多年下來，精神科醫生藉由藥物和心理治療來幫助亞當去面對他反覆出現的憂鬱症狀。

隨著時間過去，亞當克服了第一次的憂鬱期，這可能要歸功於藥物的治療，或者是我的穩定收入，又也許是兩者的共同結果。

多年來，亞當經歷過許多次憂鬱期，通常是因為他停止了藥物治療。

許多憂鬱症患者在感覺有點好轉時就會停止服藥，希望消除藥物所帶來的副作用。他們經常在未告知家人和醫生的情況下就私自停止服藥。當症狀因此再次發作時，他們的伴侶就會感到非常憤怒，這也是我所經歷到的情況。

我與亞當有兩種日常生活的模式，一種是正常的，另一種則是他憂鬱症發作時。顯而易見的是，從發作模式轉回正常模式，全家人會輕鬆得多。兩者之間最明顯的區別是家裡的財務狀況。由於亞當要負擔家計，因此當他發病、收入變少時，便會影響到所有的家庭成員。我們努力節約開支，這多少也是好事。家中每個人學會了在拮据的資源下過生活，個性變得更謙遜，也更少爭吵了。這對我們的管教方式帶來了正面影響和教育意義，孩子們更懂得深思熟慮和相互體諒。考量他們的年紀，我隱瞞了亞當患病的一些細節，只讓他們知道大概的症狀。他們確實能了解並體諒爸爸的處境，也希望能幫上忙、讓他感到開心。

我與亞當有三個子女，而他們又帶來八個孫子孫女。子女們雖然不住在附近，但我們彼此的關係非常密切。他們也給予了我們很多的支持。

亞當在本質上是快樂又善良的人，儘管偶爾會憂鬱症發作。他用愛心撫養子女長大，給予他們多方面的支持。令人安慰的是，如今他得到相當多的扶持與關愛作為回報。

第 1 章

走進憂鬱的迷霧中

根據字典的定義，憂鬱症是「心靈的破碎」(broken spiritedness)。多麼生動的定義！人的精神——最堅強的內在結構——被打碎了。雖然這不是無法修復的狀態，但在憂鬱症發作期間，患者的心理層面確實是破碎的，而且其他的面向也跟著碎裂了。

美國作家威廉．史泰隆（William Styron）在《看得見的黑暗》(*Darkness Visible*）一書中談到，憂鬱症是一種難以描述的感受，未曾經歷過的人則更難體會。儘管如此，他仍試圖記錄下來：

在剛開始時，我所感受到的是一股莫名其妙、完全脫離正常體驗的恐怖灰霧，這是由憂鬱情緒所引起的，還會帶來身體上的疼痛。但是，這不是立即可以辨識出的疼痛感，並不是像肢體損傷時那麼明顯。若要準確地來形容這種絕望感，就好像是內在心靈對生病的大腦施加了某種邪惡的把戲，讓人彷彿被囚禁在極度過熱的房間中，感受到如身在地獄般的強烈不安。在這個大鍋裡沒有一絲吹動的風，受害者無法從此令人窒息的囚禁中逃脫，自然而然地，他逐漸感到自己將完全淹沒在其中。

史泰隆也試圖解釋，憂鬱的體驗與其他疼痛感有多麼的不同：

已經過了凌晨四點，我的大腦開始忍受它所熟悉的圍攻：恐慌與脫節。我整個思緒被帶有劇毒又難以名狀的潮汐所吞蝕，我對生活與世界的任何愉悅反應也都被徹底摧毀了。更具體地說，我不快樂——在這個由光明大師所打造出的絢麗世界中，我感受不到任何的快樂——我的腦袋中出現一種感覺，很像疼痛卻又難以具體形容。我再度思及，這種苦難是多麼難以捉摸。

「難以形容」這個詞，絕對不是偶然在此出現的。我必須強調，自古以來，無數的受害者都深受這種痛苦所折磨，卻無法輕易地形容這種疼痛感。但患有其他疾病的人都有辦法自信地向朋友、親人（甚至是醫生）描繪出實際的感受與困擾，並能獲得對方的理解。實際上，沒經歷過的人永遠無法真正理解這種苦痛，但通常並不是由於缺乏同情心。健康的人無法想像出在日常經驗中，會出現如此陌生的折磨。對我來說，這種痛苦感，與淹沒或窒息最為接近——但即使是這些具體的感受，也未能用來準確地形容憂鬱之苦。

哲學家威廉・詹姆士（William James）與憂鬱症奮戰了好幾年，即便如此，他也放棄尋找足以形容憂鬱症的方法。因此，我們不大可能找到適切的描繪方式。在《宗教經驗之種種》一書中，詹姆士寫道：「這是一種積極而主動的痛苦，在正常生活中完全不為人所知的心靈神經痛。」

在凱・賈米森（Kay Jamison）所撰寫的《躁鬱之心》中，她提到：

患者會對自己產生懷疑、缺乏信心和自尊，無法享受生活，也無法正常行走、交談或思考。他還會常常感到疲憊、在夜間驚醒、白天也無法安心，人際關係因而受到侵蝕。對它沒有什麼好話可說，唯一的好處是讓你體驗到老去的感覺，嚐到老化、生病、垂死的滋味。它使人的思維變得遲緩，生活因此缺乏優雅、明亮與協調的一面。患者會變得醜陋，無法享受生活的多樣性，包括性的愉悅、音樂的美妙，甚至於沒有信心能使自己和他人發笑。

有些人自認為他們知道憂鬱是什麼感覺，因為他們經歷了離婚、失業或與某人分手。但這些經歷是帶有情感的。相反地，憂鬱是一種平淡、空洞且難以忍受的感覺。在你發作的時候，身旁的人也會感到厭倦而無法忍受，難以待在你身邊。雖然他們認為應該要繼續陪伴著你，也嘗試要這樣做，但他們知道，甚至連你自己也都知道，你已令人無法忍受到一個極點……

多麼精準的描述！

我問過亞當，他會如何描述他的憂鬱感，是否可以用比喻的方式來表達或形容。以下是他的說法：

就像生活在黑暗無光的地方，例如地底下，我深知即使我想方設法要逃出去，也將在頃刻之間關上大門。那裡沒有光明，只有無盡的黑暗。儘管有人試圖說服我，地面上還有光線，但我就是只有感到一片漆黑……我就像踏入集中營，很清楚自己的下一步就是踏入毒氣室，卻完全沒有逃脫的辦法。

我有位朋友同樣經歷過憂鬱症，他是這樣描述自己的狀況：

突然有一天，我意識到自己身上出現了某種變化。我開始感受到與現實脫節，而且出現了負面且悲傷的情緒。我的大腦只專注於各種悲傷和絕望的情境，任何愉快或樂觀的東西都無法進入我的意識。我大部分的閒暇時間只是呆呆地凝視著前方，除了滿足生活的最基本需求，我也無法做任何事情。我失去了食欲，體重減輕了十二公斤。就在那時，我意識到情況不妙，我需要幫助。醫生建議我進行全面的醫學檢查，結果顯示我的身體一切正常。我還去看了精神科醫生，他給我開了些藥物，但並沒有什麼效果。我不斷尋找合適的治療方法。我去看過很多心理治療師，但沒有人真正了解我的感受。他們對我沒有任何幫助。

差不多一整年過去了，我的情況並沒有出現多大的改善。我大部分的時間都待在家裡，感覺自己就像是處在巨大、黑暗又深不可測的牢籠中，在地平線上見不到一絲光明。

我像機器人一樣機械式地處理生活中的大小事。我每天都做皮拉提斯，也持續去上班，這些事情在某種意義上拯救了我，免於我被自己困住。我意識到我需要專業的幫助。

每個人都會經歷悲傷、空虛、無聊等不適的情緒，但不一定會患上憂鬱症。經歷到這些情緒時，我稱之為「沮喪感」（the blues），它雖然很擾人，但終會過去。憂鬱症的類型很多，但跟沮喪感完全不同。憂鬱症的發作可能持續好幾個月，在這段時間，患者會感覺自己生活在黑暗之中。

憂鬱症的發作可能導因於艱困的生活環境，例如失去親人、離婚、失業或是在經濟上蒙受損失。出於這些情況而引起憂鬱症是相當自然的，如果有人經歷到這些事件卻絲毫沒有感到沮喪，他自己可能都會覺得很奇怪。然而，就算是面臨艱難的處境，也並非每個人都會患上憂鬱症，總有人會找到應對困難或悲痛的方式。

亞當在四歲時失去了他摯愛的母親，對這個年齡的孩子來說，母親是最重要的。也許在他成年後的某個時刻，幼年喪母變成憂鬱症的潛藏因子。

憂鬱症的成因並不總是清晰可見，甚至經常是無法追蹤的。這種類型的憂鬱症最容易復發，而有些科學家認為，大腦中的化學物質失衡便是與遺傳和基因有關。

在亞當的案例中，我們能確定他憂鬱症發作的起始點。我們認為這與他對財務的擔憂有關。隨著時間過去，我們也意識到他的憂鬱症可能與基因有關（雖然並沒有明確的證據）。

然而，在亞當尚未患上憂鬱症之前，生活上的各種困境——例如他摯愛的姊妹離世——並沒有擊垮他。但是在他染病確診之後，任何令人喜悅的事件——例如孫子誕生——都無法讓他走出陰霾。

除了憂鬱症之外，亞當還經歷了其他同樣擾人的疾病，儘管我可以毫不猶豫地說，憂鬱症仍是當中最艱困的挑戰。亞當患有癌症多年，因此接受過多次手術。他也曾經從梯子上摔下來而去開刀。在另一次手術後，他出現了併發症，因而在醫院住了七個月之久，甚至差點被截肢。儘管經歷了這一切，但在那段時間內我們所承受的壓力，仍然無法與憂鬱症所帶來的挑戰相提並論。

最大的難處在於，患有憂鬱症的人似乎沒有遇到什麼嚴重的身心問題。他有工作、有家庭，經濟上也還過得去。總的來說，一切看來都是正常的。儘管如此，他卻深陷苦痛之中。周圍的人並不總是能理解，所以往往對患者有類似的反應：「你為什麼這麼大驚小怪」、「振作一點」、「看看被解雇的約翰，他都還過得很好」等等。

這類勸告對患者沒有幫助，頂多只能發揮短暫的效用。患者甚至於感到孤單、被誤解，覺得自己在他人眼裡就只是在「小題大作、不斷抱怨」。

那麼，憂鬱症的特徵是什麼，它會產生哪些副作用？

接下來我將區分出憂鬱症的特徵和副作用，並且列舉出憂鬱症患者的伴侶可能會感受到哪些負面情緒。

患者的五大感受：羞愧、內疚、嫉妒、恐懼與孤獨

憂鬱症患者的主要特徵包括：強烈的悲傷情緒、缺乏意志和欲望去做任何事情、食欲減退、入睡困難、無價值感和無望感——即使是得過憂鬱症並成功走出困境的人，也還會出現這些感覺。

憂鬱症有時是長期性的，會持續好幾個月甚至好幾年。在不少案例中，患者心裡會有想死的念頭，但除非病況很嚴重，他們通常不會實際去做。

憂鬱症發作時，患者還可能出現以下這些情緒：

1. 羞愧

幾乎所有的憂鬱症患者都會因生病而感到羞愧，進而不願與他人傾訴自身的狀況，或者只想告知最為親密的人。儘管憂鬱症在近年來已較為常見，許多人都藉由服藥來幫助自己度過低潮，但出於某些原因，它仍然是我們不願意去談論或分享的狀況。其他疾病的患者通常樂意接受他人的同情並且關心其健康狀態，但憂鬱症的患者很容易感到孤單，而羞愧感強烈地加劇了他的痛苦。

亞當描述了他的羞愧感：「我對自己感到羞愧，覺得自己一無是處，毫無價值，就像一塊破布，彷彿我帶有該隱的印記。每個人似乎都能看穿我正在感受到的這一切以及我的毫無自信。」

羞愧感是憂鬱症患者的主要情緒，這意謂著，患者在與他人比較時感到自己的價值較低。病症會對患者的自尊造成直接的影響。我在我的第一本書《每個孩子都值得》中詳細探討了自尊這項主題，並幫助許多人改善他們的自我價值感。

2. 內疚

許多憂鬱症患者都覺得自己給親愛的人造成痛苦，並因而感到內疚。我請亞當分享一下他對這種內疚感的想法。他說：「最大的內疚感是對我的後代子孫們。我有巨大的恐懼和擔憂，害怕某個後代子孫會因罹患憂鬱症而受苦。一想到有人都是因為我才經歷到這種痛苦，我就十分痛苦。」

對亞當來說，內疚感另一個較輕微的來源，是想到我們花費時間在擔心和照顧他。我們投入了大量的時間和金錢試著改善他的憂鬱症。他覺得自己害了家人，因為我們為了他而拋下了正常的生活節奏。

3. 嫉妒

憂鬱症的患者往往會覺得，周圍的每個人都在繼續過正常生活，而他自己卻停滯不前。我問亞當，能否多描述一點這種感覺，他如此說道：

我嫉妒每個人。我走在街上，看著不認識的人，心裡想著，他的日子過得好輕鬆，即使生活辛苦也能自在應對。而我卻什麼都做不到。嫉妒是一種可怕的心情。朋友來訪時我很高興，但同時也會感到嫉妒。我看到他們多麼地忙碌，忙著工作和旅行，而我自己卻一事無成。

4. 恐懼

焦慮感的發作往往與憂鬱症同時出現，兩者一併發作時，情況便會變得極其糟糕。焦慮感會嚴重增加憂鬱症所帶來的深沉悲傷，患者會感受到某種對死亡的可怕恐懼。亞當描述說：

我感到迷失、驚慌和害怕。我覺得自己的生命毫無意義，一分一秒都如此難熬。我萬分驚恐，整個身體都在顫抖。這種經歷難以描述，是靈魂和身體的雙重痛苦。

5. 孤獨

每個人都很熟悉孤獨感，並且偶爾會出現這種感受。對於憂鬱症的患者來說，孤獨感是持續存在的感受，即使身邊有親人的陪伴。正如亞當所描述的：

我感覺自己好像在某場戰事中孤立無援。家人一直圍繞在身旁，給予我支持，但我卻還是奢求周圍的人能再給予我更多的支持和關心。我渴望他們問問我發生了什麼事，並且必須是出自於對我的真誠關懷。這樣一來，每當有人問及我的情況或前來關心，我才會覺得他們都是真心在乎我的人。

照顧者的六大感受：羞愧、怨天尤人、罪惡感、沉重的責任感、憤怒、悲傷

我接下來會花點篇幅來描述患者的伴侶會出現哪些感受，而我本身就屬於這個群體。在大多數的情況下，當父母之一患有憂鬱症時，孩子們的生活也會受到影響。因

此，在探討這類情況時，也必須將孩子們考量在內。然而，就受影響的程度來說，孩子與伴侶會有所不同。（以我自己為例，在亞當最近一次憂鬱症發作時，我們的孩子已各自擁有了家庭，他們所受到的影響，完全迥異於還住在家裡的時候。）

孩子們擔心身在遠處的父母親，甚至有可能比患者的伴侶還要憂心。這是很自然的。但孩子只能忙於自己的生活，而伴侶一方面要處理自己的工作，還要承擔起另一份任務：照顧憂鬱症的另一半。

照顧患者的最沉重負擔是落在其伴侶的身上，無論是在生理上還是情感上。沉重、擔憂和悲傷等情緒籠罩著整個家庭，負責照顧的伴侶往往會產生複雜而矛盾的感受。擔心、恐懼、壓力、憤怒、悲傷、羞愧、指責……有時甚至是憎恨，籠罩著患者伴侶的日常生活。另一方面，出於關懷、同理心和憐憫之情，伴侶也會持續地支持和幫助患者。

我分析自身的感受後，因而意識到，每當亞當的憂鬱症開始發作時，我就會感到恐慌。我知道日常生活即將發生改變，將開始進入一段不知道要持續多久的波動。但亞當的憂鬱症發作頻繁越高，我的負面感受就會降低，而同情的感受則會變強。恐慌減少了，我知道即將發生哪些狀況，也感受到孩子們對我們的支持。我知道我有能力應對，也明白這只是暫時性的狀況，美好的日子總會到來。

患者伴侶會出現的主要負面情緒，我親身感受到的有：

1. 羞愧

不光是患者，伴侶自己也會感到很羞愧。

我記得，亞當第一次憂鬱症發作時，我感到很難為情。亞當不再是我所嫁給的那個男人。有些好朋友知道他的狀況，但和他們在一起時，我感到很難受。大家都在開心說笑，而亞當則是沉默不語且感到不自在。對於不知道他情況的朋友，我擔心他們會意識到哪裡不對勁。我還擔心，這種丟臉的感覺彷彿證明我們的婚姻是失敗的，在發生危機時無法互相扶持。我還忍不住懷疑，我們根本就不適合彼此，他不是我想要共度餘生的伴侶。

2. 怨天尤人

人們習慣於相互指責，當伴侶患有憂鬱症時，更容易去指責或怪罪對方，比如：「看看你讓我們陷入了什麼局面」或者「這一切都是你的錯」。日常生活被打斷、無法完成原本計畫好的事情時，照顧者就很容易將矛頭指向生病的伴侶。

3. 罪惡感

內疚感是難免的，這是世間的常態。憂鬱症發作時，照顧者的心中可能會浮現某些想法，例如：「他會變成這樣也許都是因為我，是我扮演了某種催化的角色？如果真是如此，那我能做些什麼來改善這情況？」

4. 憤怒

憤怒感經常會出現，而且往往來得很突然、毫無預警。我可能在平靜、寧靜的時候，突然間憤怒湧現，並引發出某些責怪對方的想法，比如，「你妨礙到了每個人的生活」或「周圍的每個人都在為工作操煩，但你卻只沉迷於自我」等等。

5. 沉重的責任感

有時候，我感到這種負擔對我來說太沉重了，著實令人難以承受。與此同時，我又希望別人注意到我、關心我，詢問我的狀況，理解並愛護我。

6. 悲傷

身邊的人正遭受到痛苦，而我們卻無法幫助他，這一樣令人十分難受，也連帶地引發了自己的悲傷、憂愁和痛苦。伴侶憂鬱症的發作期間越長，這些感受便會更加令人難以承受。

我為亞當如此受苦而感到悲傷。孩子們看到他一蹶不振，想要讓他開心卻又無能為力，而我在一旁看得很不忍心。對於自己，我也感到痛苦。我喜歡日子充滿快樂和歡笑，但亞當憂鬱症發作的時候，我不知道是該克制自己的愉快心情，或是要表現出輕鬆自在的樣子。事實上，我在他身邊時，很難感到快樂，但又擔心這會讓情況變得更糟，導致他的負面情緒更加嚴重。

第 2 章

照顧者的九項自助工具

憂鬱症患者可以接受藥物與心理治療，但他的伴侶也同樣受苦且必須獨自應付。伴侶該如何面對這處境？有什麼方法可以紓壓？

接下來我會寫到自己的應對方法，它們幫助我度過了困難的時期，甚至讓我感到更堅強。根據我的個人經驗，這些方法可以提高生活品質，並且有助於患者的伴侶更堅強、更能面對另一半的發作期。

我所提出的各項建議並不是每個人都適用，因此你我都應該採用適合自身情況的方式，但我在這裡提出的建議，也許可以幫助那些有類似經歷的人。

首先，為了有力氣照顧亞當，我必須好好照顧自己，就像在飛機上遇到亂流，父母在照顧孩子前，必須先戴上自己的氧氣面罩。我們所面對到的處境也一樣，想要拯救伴侶，也得顧好自己。從某種意義上來說，患有憂鬱症的伴侶就像是孩子一樣。

或許在此用「拯救」這個詞並不合適，因為在面對精神性問題時，個人最終必須依靠自己的力量走出來。儘管如此，伴侶的憂鬱症發作時，我們所提供的支持，或許也確實拯救了他們。

接下來我將一一介紹我的應對方針。

之一：有益的休閒活動

顯而易見的是，在照顧患者的同時，我也需要照顧好自己的身心健康，做一些讓自己快樂又有益的事情。小時候，只要有人說我自私自利、關心自己勝過他人，我就會感到很困窘。如今，不管他人怎麼說我，我都不會放棄照顧自己。作為憂鬱症患者的照顧者，這一點是非常重要的。

那麼具體上我做了哪些事？

我繼續去上橋牌課，絕不缺席任何一堂。我喜歡在課堂上的學習樂趣和社交時光。我繼續到海邊游泳；看著蔚藍的海水，令人感到身心舒暢。只要天候狀況允許，每週我都會去海邊兩到三次、每次游四十分鐘。這些活動並未占用我太多的時間，不會使亞當獨處太久，如果他需要我，我可以迅速回到他的身邊。

我跟亞當維持去看電影的習慣，這是我們兩個都非常喜歡的活動。在憂鬱症發作期間，亞當通常不太願意外出，但他會答應我的請求、跟我一起去電影院。

每隔幾週，我們會和一群朋友見面。我每次都堅持要他一起來，即使他並不想去。他擔心在憂鬱症發作時，自己會變得不像平常那樣的風趣和活潑，雖然朋友們也知道這一點。

若他真的不想去，我就會自己去，因為我喜歡參與這些聚會。

我仍然繼續幫忙照顧孫子。過去兩年來，我自己的三個兒女總共迎來了三位新生兒，現在我與亞當有八個孫子。

我們與孫子們的關係非常親近，所以對我來說，照顧他們是很重要的事情。這也同時幫到了我自己，每次和他們一起相處時，我都感到自己變得堅強了。

我的兒女住得離我們很遠，所以我必須花很長的交通時間才能到達他們家，每次去都會待上一段時日。因此，若亞當能獨自留在家中，我就會隻身前往。在其他時候，我可能不得不跳過某次的造訪，或是帶著亞當一起去。

之二：小旅行

我很喜歡去旅行，但在亞當憂鬱症發作時，我們就很難出遠門、到外地去遊覽很多天。然而，我並沒有完全放棄旅行，而是試圖找出折衷的方式。例如，我們和孩子們曾一起前往克里特島，享受一趟為期三天的假期；重點在於短程、便宜且時間不長。坦白說，亞當在旅途中無法感受到快樂，但他因擁有這群家人而感到自豪。最重要的是，孩子們和我都很開心，我們一起度過了美好的時光，回到家中後，又再次充滿了新的力量和正能量。

我有在計畫較長時間的旅行，不過我得確定，我不在家的那一陣子，有人能陪伴亞當，而我相信一定有適合的人選。

之三：與朋友保持聯繫

對於患者及其伴侶來說，在憂鬱症發作期間，朋友的幫助是相當重要的。重點在於，患者及其伴侶不要感到尷尬，也不用刻意表現得好像一切都沒事。朋友們都了解我們的處境，一方面他們明白亞當的狀況，也知道看到丈夫受苦我有多難受。因此，我可以放心、自在地和好朋友們訴說我的心境。

對我來說，重要的是讓亞當與朋友們保持聯繫。我會邀請一些特定的朋友來家裡坐坐，我知道亞當在他們面前可以感到相當自在，能坦率地談論自己的狀況。這個方法很有用，讓亞當和我感到自己並非孤立無援。這些朋友心胸開放又充滿愛，給予我們極大的力量。

我們在朋友圈中態度友善又受歡迎。但儘管如此，亞當憂鬱症發作的時候，我們還是會感到相當孤單；而這種感覺會隨著時間而逐漸加劇。

另一個重要的因素是，我們搬到錫哈羅基亞科夫（Zichron Ya'akov，編按：以色列靠近地中海的城市）的時間還不長。我們過去大部分的歲月都在耶路撒冷生活，後來搬到錫哈羅基亞科夫是為了與孫子們住得較近。但我們並沒有成功地交到新的知己好友，比起以往，如今我們更加感受到這方面的缺憾。

老朋友來訪時，我與亞當都會感到輕鬆許多，而亞當就沒有時間不斷在腦海中重播壞念頭而沉浸在憂鬱的思緒中。長期看來，我能看到閒聊對亞當和我自己都有益處。我有觀察到，有時他會覺得與老友相處時有點難受，因為朋友們都繼續過著快樂的生活，而他卻仍然停滯在痛苦裡，然後嫉妒心就會湧上心頭。

遇到困難時，我們才會發現哪些人是自己真正的朋友，當然，有時結果會讓人感到失望。比方說，我會突然發現朋友們都忙於自己的生活，並非總是有空，能在重要時刻陪在我們身邊。此外，身邊的人也往往不大願意感染到太多憂鬱的氛圍，因為他們會感到害怕。不過在我與亞當的親友中，真正讓我們感到失望的人並不多，所以這些情況發生時，我們會設法釋懷。當我理解朋友們的難處後，他們反而較能繼續與我們維持親近的關係。

有時，我必須鼓起勇氣才有辦法邀請好友來家裡坐坐，但他們並非總是願意前來，而這會讓我感到很受傷。若某些朋友有段時間沒有來訪（但我也沒有邀請他們來），我會在心裡給他們打分數，並覺得難以釋懷。

若有些特別熟識的朋友每個月只問候一聲「最近如何」，我也會感到很難受。一開始，我會向他們訴說正在發生的事情，但隨著時間過去，我便只會簡短地回覆。我非常想對這些人說：「我很難與你分享我們的近況，因為你總是不見人影，令我感到很難過。」但這些話我沒有足夠的勇氣說出口。

我還學到了另一項重要的教訓，就是不要在聚會中表現得太過激動或是悲痛萬分。否則回家之後，我還會繼續沉浸在負面的思緒中，想著自己有多麼悲慘（即使我有理由這麼做）。雖然當場我能得到短暫的滿足感，但最終我會為此付出代價。有些問題最好是在適當的場合中才拿出來討論，比如去接受心理治療時。

亞當的憂鬱症幫助我擺脫了在生命歷程中對我毫無益處的行為。我想感受到親朋好友的支持，想知道我在面對這些問題時並不是孤單一人。正如我前面提到的，朋友很難滿足這種需求，因為每個人都忙於自己的生活，而且到了我們這個年紀，各自的世界都變得很複雜。

之四：與家人同心協力

若是家人願意伸出援手，就應該毫不猶豫地接受。只有家人才能夠真正地相互支持並且共同承擔照護的重擔。我很幸運能夠得到子女的幫助。三個子女都十分愛亞當，都懷著真心誠意，想要回報多年來亞當給予他們的一切。他們沒有強迫自己，而是渴望能幫助家人。亞當憂鬱症發作時，他們三個家庭各自都有小嬰兒要照料，所以能提供的實質協助很有限。但最重要的是，我能感受到他們是真的關心亞當和我。

其實我並未將一切問題都告訴他們，畢竟他們無法提供全方面的協助，所以我不想讓他們去承擔多餘的煩惱。但他們總是不斷地詢問近況。情況變糟時，我也不能撒謊說一切都好。要做重大決定時，聆聽他們的意見是很重要的，所以我會適時詢問他們的看法。

我跟亞當擁有一間帶有花園的大房子，所以當子女來訪時，他們常常會在家中過夜。這並不輕鬆，但同時也很有趣。之所以不輕鬆，是因為這對亞當來說有點困擾。孩子與孫兒們有時會在他身邊吵鬧或製造出噪音，讓他覺得有點難受和不安。此外，雖然孫子們很喜歡他，但他常常沒法辦全心與他們互動。我知道他對此感到很抱歉，但我並不放棄與家人相聚的重要機會。儘管有許多要調適的環節，但對亞當來說，保持與他們的聯繫也是很有意義的。

子女和他們的另一半提供了一定程度的支持，所以我可以很放心地向他們求助。這是家人共聚的時光，八個孫子可以藉此機會認識彼此，同時也為我們帶來了無窮的喜悅。

孩子們激發了我無窮的愛，他們是我最大的快樂泉源，是最佳的良藥，尤其是在亞當憂鬱症發作時。只要生活充滿愛、歡笑又過得充實，就能帶來莫大的能量。感到低落時，家人便可以互相安慰；一起跌倒，那就一起站起來。年紀較大的孫子會意識到亞當的病況，並直率地開口表示關心：「爺爺，我愛你！」而年紀較小的孫子則會給予熱情的擁抱。

我們有時也會發生爭論和對彼此生氣。但我們都知道坦誠以對的重要性，所以不害怕起衝突，因為愛和關懷是這一切的核心。憤怒與爭吵並不會威脅到我們的關係；

家人們對彼此沒有必要感到害怕或有所隱瞞。這些是非常重要的體悟，需要花上多年的時間才能真正理解，但在遇到困難時，比如有家人罹患重病，就能為彼此提供極大的幫助。

之五：化解六大負面情緒：羞愧、怨天尤人、罪惡感、沉重的責任感、憤怒、悲傷

正如我在前面提到過的，憂鬱症患者以及其伴侶都會經歷到種種負面情緒，這是至關重要的常識。有時你必須知道如何「讓它們存在」，不要對這些情緒做出評判或在內心糾結不已。照顧者若弄得自己精疲力竭，產生諸多負面情緒又未接受相關治療，情況就會變得更糟。

有些人覺得，自己身上永遠不會出現負面情緒，這種想法非常不實際。同樣地，若有人覺得自己永遠知道如何紓解它們，也是不切實際的。人總是會不自覺地批判自己和別人，使情況變得更嚴重。因此，遇到困難時，就該採用柔和且富有同情心的方

式去審視我們所經歷到的事物。小時候，許多事都得仰賴大人，而對自己抱持批判性的態度不但有益，甚至能使自己免於犯錯。因此，我們都習慣從負面的角度看事情，但這反而不符合成年後的心理需求。我們需要多多同情、支持自己，也要對自己更溫柔一些。

面對各種批判性的負面情緒，也都有相對的化解方式。

1. 羞愧

亞當的憂鬱症第一次發作時，我心中出現了羞愧感。實際上，即便他以前還很健康時，我就很容易對許多事感到抱歉。我在自己的第一本書中寫了很多這方面的事情。但我並沒有理由感到羞愧，事實上，任何人都無需如此。在當前的社會氛圍下，許多人都長期感到自信心低落。若父母的個性是如此，子女就很容易受到影響。

究竟是什麼因素讓人感到羞愧？這與性格、外在形象、做過的事情以及說過的話有關。社會上許多人都認為：「如果大家只記得或者很在意那件事的話……那我就完蛋了。」

我們常常會嫉妒有錢、有學問或社會地位高的人。但如果你有機會去認識這些人、與他們開誠布公地談心，你將會發現他們其實也會對某些事情感到羞愧。沒有人會對自己的各方面完全滿意、而不帶有任何羞愧感；總是都暗自覺得其他人一定知道了我那不可見人的祕密。

生活在羞愧感的陰影底下，我對伴侶感到抱歉，也認為憂鬱症多少是我造成的。不過，無論你歸咎到什麼原因，將自己的羞愧感投射到伴侶身上，其實都是為了隱藏自己內心的不足。

讓我感到相當欣慰的是，如今已經有相當長的一段時間，我很少再有過分的羞愧感了。至於是哪些因素改變了我，應該是來自於我在生活中所得到的洞見，例如：

a. 我發現，自己並不是唯一會感到羞愧的人。

b. 我發現，羞愧感是我絕大部分的痛苦肇因，甚至超過了令我感到羞愧的那些事物本身。

c. 我發現，自己在幼年時期便形成了易於羞愧的性格。當時的我完全依賴父母親，需要他們滿足我的各項基本需求。我需要他們重視我、無條件地愛著我、支持我。我需要能夠信任他們。但出於種種原因，我的父母無法滿足這些需求（就像那個年代的許多父母一樣）。結果，我老是覺得自己不夠好、沒有價值（孩子無法獲得急需的東西時，往往會有這些感受），羞愧感便油然而生。

這些年下來我的心智更加成熟，學會了反抗自己的念頭，不再相信自己不夠好、不值得。我更懂得滿足內心的需求，結果羞愧感便消失了。隨著自我覺察力的提升，我的內心越來越完整。

如今我已知道該如何去辨識出內心的需求，包括注意聆聽身體的感受，給予它們表達的自由。羞愧感偶爾出現時，我也懂得與它和平相處，並感覺它對身體造成的變化。與它安然共處，我內心感到撫慰、也更有勇氣去面對它；慢慢地，羞愧感便會消退散去。

每當我想起亞當的憂鬱症而感到羞愧時，便會立即檢視它是如何出現在我心中，並觀察自己在哪些方面也覺得很丟臉。

要完全擺脫羞愧感是不可能的。理解到這項事實，才能幫助自己去應對偶爾出現的羞愧感。現在我將它視為仍需淨化的一面，所以我總是用同情心溫柔地對待它，這樣才能展現真實的自己。

降低這項負面感受的強度後，我不再對亞當的憂鬱症感到羞愧。今天我可以拍胸脯說道：「我為亞當感到自豪！」儘管他遭遇到許多困難、甚至出現尋死的念頭，但他仍然努力在改變自己、從未輕言放棄。如果這樣都不值得令人讚賞，那世上又有什麼值得鼓勵的事？

以下這段關於自尊感的引文出自於我的第一本著作《每個孩子都值得》：

聯合國《世界人權宣言》（一九四八年十月十二日）宣告，所有人在出生時都擁有同等的價值，「所有人類生來都是自由和平等的，具有相同的尊嚴和權利」。「平等」這個詞或許會造成誤解，因為你我都是不同的個體，均有獨特的和特殊的一面，就像指紋──在整個人類世界中，你都找不到指紋與你一模一樣的人。

每個人都擁有他獨特的特點和技能，以及獨特的成長與發展過程。然而，除了彼此的差異和獨特性，我們必須記住，每個人都是「同樣有價值的」。雖然你我的體重不一樣，但計算體重的單位是平等而一視同仁的。

我不相信有什麼人一出生就毫無價值。因此，在亞當因憂鬱症發作而感到自己一無是處時，我仍舊十分欣賞他，並為他感到非常自豪。

2. 怨天尤人

在我們剛開始跟憂鬱症展開長期奮戰的階段，有時我會對亞當感到生氣、甚至是直接指責他。但每每在發生類似情況後，我都會希望能收回那些怒意與責備。在這段初期，我會誤以為自己比深陷憂鬱的亞當還來得有權力甚至優越，因而認為自己有資格對亞當頤指氣使。

隨著時間過去，我理解到我只能替自己的行為負責，而不能替亞當作主。我必須對我所表現出的感受與言行負責，但不應該責備亞當。責備他人是逃避個人責任的一種方式，只是為了讓自己感受到片刻而虛假的強勢地位。如今我仍偶爾會指責亞當，但都是就事論事，而不會事後認為自己脾氣差。如此一來，我便能客觀地去檢視事情的經過，包括它在我身上激起的感受；有時，我甚至還能藉此學到新的應對方式。

在亞當憂鬱症發作期間，我也很難擺脫負面情緒並享受生活，但仍然可以找到一些小樂趣。相較於此，我在亞當患病初期，老是覺得自己是悲慘的受害者，每天過得有氣無力。如今，身為憂鬱症患者伴侶的我，已感到煥然一新。

有時我還是無法做到最好，但最重要的是，在失敗時，我會帶著同情心、用柔和的方式來面對問題，而不是一味地批判自己。在犯錯的那個當下，我們難免會感到自責，但沉靜一段時間後，就可以做得更好。畢竟，遲到總比沒到好。

3. 罪惡感

「我可能多少害亞當罹患上憂鬱症……」我們總是會認定，自己對於伴侶的重大疾病負有一定責任。這種想法是永無止境的。我們不可能確切知道患病的真正成因，所以為此而抱有罪惡感是毫無意義的。你更應該轉移焦點、多多思考彼此間如何互相幫助。抱著罪惡感不放或一味地指責對方或自己，只會讓你綁手綁腳，阻礙事情往更好的方向發展。

4. 憤怒

生活中發生令人驚嚇的大事時，首先我會非常憤怒，繼而會感到無助。在亞當罹患憂鬱症前，我就已經對這種憤怒感相當熟悉。有時我會以為自己是因為他而生氣，但我心知肚明，這不是真正的原因。憤怒感之所以會存在，其實是因為我自己選擇了這種感受。生亞當的氣時，我知道這其實與我自身的狀況有關，而他只是一面鏡子，反映出我自己的內在狀態。我應該去弄清楚自己為什麼選擇了憤怒並任其蔓延。

例如我注意到，在亞當因家庭開支問題而感到恐慌時，我就會感到憤怒。深思熟慮後，我發現到他的恐慌會引發我的焦慮。家中的財務狀況不佳時，我也會非常擔心害怕。這是檢視自己心理狀態的好機會，所以我問自己：為什麼會感到害怕、最糟糕的狀況會如何以及它令我回想起哪些往事。我也應該想想，因為恐慌，我得到什麼、又失去了什麼。探究這些問題，我便能有所成長，並放下恐懼感、更得以活在當下。我非常清楚，必須克服困難才能帶來轉變，所以我把這些負面情境視為絕佳的契機。

5. 沉重的責任感

有時肩頭上的負擔會變得很沉重，而要獨自承擔是相當困難的。如果欠缺內在或外在的支持，這個重擔會更加令人無法忍受。

近年來，我比較不那麼依靠外部的支持，因為我學會了支撐和原諒自己。我不害怕承認自己遇到了困境，也會大方說出自己需要他人陪伴、想要得到一個擁抱。誠實而開放地提出請求，通常都能得到他人或外部的支持，而你的正面心態也會讓生活變得容易一些。

6. 悲傷

每個人都會奮力對抗悲傷的心情，想要趕快擺脫掉它。有些人認為，憂鬱症會出現，就是因為我們刻意忽略難過的心情，遂任其不斷滋長，直到演變成重病。悲傷是快樂的另一面，而每種感受或情感都有其對應的一面：

恨 vs. 愛　　孤獨 vs. 歸屬感
嫉妒 vs. 滿足　　勇氣 vs. 恐懼
悲傷 vs. 快樂　　絕望 vs. 興奮
冷漠 vs. 熱情

人們都只想感受到社會所公認的正面情感。但我不會將情感區分為正面或負面的，因為相對立的感受實際上是互補的。各種情感都是人性的一部分；有些令人愉悅，而有些則不是。如果想要充分體驗正面的情感，就該願意接受令人不快的情感。

坦然迎向各種可能出現的情感，因為不管是愉快或令人難受的，都會在你的生命歷程中有適合的位置。真切地體驗每一種情感，它們就能對你產生某些正面的影響。願意去面對悲傷的心情，就能帶來治癒的效果；一直逃避的話，反而會使人變得脆弱。

某種情感出現時，允許自己去好好體驗一下，它自然就會消散，並為下一種情感騰出空間。正如在肚子餓的時候，吃了東西就會感到滿足。不允許自己去體驗某種情感，你反而會被它操控，久而久之，悲傷就會長駐，而不只是一時的心情不好；這兩者的區別是非常顯著的。

允許這些情感和感受浮上檯面，對個人來說是至關重要的。

當今許多治療派別都強調，讓情感自然浮現非常重要。這不是由於你沒有選擇的機會，也不是因為對抗或否認它們會使其永久存在，而是因為當中有訊息要透露，它們的浮現有其原因。但若要獨自面對情感展開的過程，會較難以接受與適應。我建議大家去尋求他人的支持，或是使用澄心法或拜倫·凱蒂的轉念功課等心理工具。

之六：尋找外部的支持資源

我發現有些組織專門為憂鬱症患者的家人提供支持，我決定向它們求助，看看能得到哪些資源。首先，我去找社區福利部門和亞當就醫的診所裡的社工，他們告訴我，「心理健康諮詢與家庭指導中心」有提供小組會談和一對一面談。

我決定參加一對一的面談，與專業人員談談我正在經歷的事情，藉以減輕情感負擔以及得到他人的支持。這項服務不需要支付高昂的費用，因為我們的各項開支不斷增加。我很喜歡每週的會談，這讓我有機會說出亞當憂鬱症所帶來的生活困難。在那一個小時中，我是對方關心的焦點，還能獲得支持與嘉許。我需要感覺到自己是重要而有趣的人。

患者的家人可以從團體聚會中獲得力量、支持和實際建議。在遇到困難時，人際互助是很重要的，成員們可以感到有人關心自己，並理解自己的困境。

之七：尋找意義

我們需要感覺到自己的生命是有意義的，並且擁有對自己有價值的事物。在生活中，如果只能感受到強烈的空虛感，一定會很難受，特別是與患有憂鬱症的親人一起生活時。我們大多願意去幫助他們，但也不想陷入空虛和缺乏意義的深淵裡。

我一直覺得生活中有許多饒富意義的事情，例如我所熱愛的工作。我的專長是資訊處理，經常與同事們共同進行有趣的專案。我每天都很開心並充滿期待地去上班。我喜歡開發電腦系統，以及解決用戶所回報的問題。

我也喜歡研究教養以及親職教育，我自己做了很多功課，也與許多家長一同學習。為這些父母提供有效的幫助，給了我許多成就感。

感到生活空虛和缺乏意義時，我就沒有力氣去關心亞當的憂鬱症、也無法支持他。因此我必須強調，在陪伴患有憂鬱症的伴侶時，照顧者自身生活的意義非常重要。

在過去的六個月裡，我生活的許多方面都獲得了意義：我熱愛孫子們、四處分送我的著作《每個孩子都值得》（希望能為學校和家長們帶來正面影響）、撰寫本書以及幫助我最親愛的亞當。

即使在生氣、沮喪和無助的時候，人們仍然可以體驗到意義。在困難時期找到自我生命的價值與存在的目的，就有如在黑暗的海水中找到救生索，有助於我們脫離困頓。

之八：在經濟上獨立自主

經濟獨立對女性而言尤其重要。如今，我們比以往都更需要自主的能力，要能賺錢，而不用在經濟上依賴於伴侶。經濟獨立為我們帶來了自由感；不需要依賴於任何人，又能增加自信心。作為憂鬱症患者的伴侶，我們必須經濟獨立，才能掌控自己的生活。

之九：家務助理

別讓所有的家務都落在你自己一個人的肩膀上，不妨聘請專業人員來幫忙。有時我也會請鄰居的小孩來幫忙打掃、購物或陪伴亞當；而他們很樂意賺取一些零用錢。

第3章

照顧者的九大雷區

1. 不能忽略自己的需求

在伴侶之間，患有憂鬱症的那一方往往會成為受關注的焦點。然而，每個人都應該要學會去找出喘息空間，哪怕得犧牲掉一些照顧伴侶的時間。對大多數人來說，伴侶的確很重要，甚至可能是最重要的，但必須記住，這不是鐵板一塊的法則。

「讓自己有喘息的空間」，我指的是在艱困生活中做些對自身有益的事情。以我自己為例，不管亞當是待在家或是去兒女那邊含飴弄孫時，我都會盡量找出空檔，獨自一人或與朋友去咖啡屋坐坐。在這段時間，我可以為自己的心靈充電，讓枯竭的情感再次飽滿，回到家中後，心中又充滿了嶄新的正能量。

2. 不要自己一肩扛

你無需獨自應對。許多人在伴侶患有憂鬱症後，便會對自己的生活三緘其口，不希望其他人知情。這可能源自於羞恥感，他們擔心家庭會受到影響，甚至阻礙到孩子的結婚機會。不過，照顧憂鬱症患者是沉重的負擔，想獨自應對是不可行的。

我並不會因為亞當罹患了憂鬱症而感到羞愧。相反地，我感到自豪；因為亞當是如此勇敢地去面對這項艱困的挑戰，而家人們都付出無比的支持。不過，若我不時向人訴苦，就等於在間接暴露亞當的病情，而我也知道，他不能接受自己的病況變得眾所皆知。因此，有時我會覺得自己做錯了什麼事。但我不想感到孤單，也的確需要得到他人的支持。若能向他人訴說自己當前的遭遇，我的心情會輕鬆許多，也能從他人身上獲取相關的想法與知識。

3. 別陷入受害者心態

每個人都會為自己的人生變故感到遺憾，包括伴侶罹患憂鬱症。我們感嘆自己的不幸，以作為獲得他人關注與同情的手段，更深怕自己變成邊緣人。刻意感覺自己很悲慘，這或許可以帶來某些好處，但為此你所付出的代價可能遠高於收穫。你所喚起的不幸感會加重現有的低迷氣氛，於是你讓自己變得懶散、疲憊，既不願意繼續照顧患病的伴侶，更不想要改善自己的生活處境。記住，千萬不要長時間抱有「我過得很慘」這樣的心態。

以前只要一發生變故，我就會抓住機會自憐一番，但幸好，如今我已設法擺脫了這種習性，不再過度在意他人對我的看法。這些變化帶給我充滿力量和自由自在的感覺。

4. 別期待伴侶的病況每天都會有所改善

我得承認，我在這方面表現得並不好。每天我都會檢查亞當的情況是否有所改善，並不時問他：「你今天感覺如何？」孩子們也會問我：「爸爸今天怎麼樣？」我會一一向他們更新近況。這種逐日盤查的行為對亞當和對我來說都不是好事，但我卻無法停止。每日探問病情——正代表我們希望亞當的憂鬱症能盡早治癒，這反而會給亞當帶來更多的壓力。

5. 不要向患者列出生活開支

我發現，如果跟亞當指出生活上的每一筆開銷，他會覺得壓力很大。一開始我不知道該如何撒謊，但隨著經驗累積，我下定決心，最好不告訴他家中詳細的經濟狀況，甚至對他隱瞞不是那麼重要的事情，以免讓他感到恐慌。

6. 對患者說話不要高高在上

照顧者的權威是很重要的，但絕不能濫用這種權力，講話也不要帶有攻擊性。在伴侶的憂鬱症發作期間，照顧者會比對方更有權力，而且大部分人都第一次有這種權威感，甚至可能會喜歡這種感覺。但我們應該設法讓伴侶感到自己有權力和能力、也是可以做出決定的。在平靜期時，亞當對我呵護有加，但在發作期間就比較不關心我了。後來我向他坦承，即使他陷入沮喪的深淵，我仍然需要他的關心。有時，他能成功地讓我覺得備感呵護，兩人因此都變得更有力量去面對問題。有時我會享受照顧者的權威，但還是會提醒自己要保持謙遜。這是一項極為重要的功課，否則我就會失去尊嚴。

7. 不要硬逼伴侶去接受治療

憂鬱症發作時，亞當會變得很不想花錢，除了一些必要的開支，比如去醫院看精神科醫師。但有些錢他不想花，若硬是要他去參加活動，也是毫無意義的。

每當我聽說哪裡有優秀的醫師或治療師，而他們的專長能幫助亞當，我就會說服他前去面談，希望能解決我們所遇到的問題。但在大多數情況下，亞當都會拒絕。有天，我的澄心老師主動提議，要到我們家來與亞當見面，而且，若能真的幫上忙，她才會收取費用。我告訴亞當她的慷慨提議，而他也非常樂意接受。那時我意識到，沒有必要去強迫什麼，時機成熟時，事情自然便會朝著正確的方向發展。

8. 不要放棄治癒的希望

深陷憂鬱的患者往往不相信自己能成功擺脫病症，即使他曾康復過一陣子。作為患者的伴侶，我們不應該被拖入這種悲觀的思維，而是必須持續相信病情有改善的一天。

我必須承認，每次亞當的憂鬱症發作時，我也很難常保樂觀，繼續相信期待已久的那一天終將到來。儘管過去有康復的經驗，但我有時仍會覺得我的亞當永遠不會恢復正常。

但是，執著於悲觀的想法並不會帶來實質上的好處，雖然我也無法提出什麼好建議來轉念。或許你可以將這些感受說給親近的人聽，而對方能理解你所面臨到的困境。你也可以練習好好愛自己；最重要的是，不要責怪自己。

「不任意批評自己」，這是永遠不會錯的第一原則，特別是在困難的日子底下。不幸的是，人們總是習慣先看到自己的不足之處，彷彿是根深蒂固的習性一般。其實，這種傾向往往是從父母親身上繼承而來的。

以下這兩個問題幫助我不去批評自己：

1. 我希望生活在什麼樣的世界裡？
2. 我希望在那個世界裡扮演什麼樣的角色？

我不希望生活在充滿怨言的世界裡；我已經受夠了。我曾習慣於批判別人和我自己，而別人的評價也會深深影響到我。好消息是，我們可以改變這個習慣，即使得需要付出一定程度的努力。不過，我們無法光靠下定決心，就戒掉愛批評的習慣，因為它是一種自動反應，但我們應該學著去檢視每一項判斷，看它是否為真（關於「強化自我覺察的有效方法」、「轉念功課」，再請見附錄二）。

在練習的過程中，我得到一些見解，以克服這種批判習慣。人們並不是生來就愛批評，而是從周圍環境和社會文化中學到的。在童年時期，我們得依賴他人，也不知道如何向他人提出自己的需求，所以抱怨成為一種自我保護的機制。但作為成年人，我不再需要這種保護機制，因為我知道如何以其他的方式來滿足我的需求。

舉例來說，我還小的時候，我覺得自己很愚蠢，什麼都不懂。父母不知道如何給我力量或加強我對自己的信心，不懂得要怎樣才能讓我相信，自己是聰明而有知識的。事實卻恰恰相反，他們的各項作為總是讓我感覺自己什麼都不懂，雖然我相信他們是出於好意的。在那個年代，人們認為嚴加責罵便是鼓勵，孩子這樣才會有所進步。又或許，父母覺得他們自己也不聰明。我不喜歡沒自信的感覺，但也一直相信自己很駑鈍，只能依靠長輩的指示。孩提時代的我牢牢抓著這樣的信念，以免父母（也就是我所依賴的人）對我提出太嚴苛的要求。我寧願躲在大人身後，避免失敗或遭到嘲笑。

多年來我已經有所成長，在增廣見聞後，這種信念不再對我有益。我想要成長茁壯，不想被恐懼拖住而什麼都不敢去做。我寧願冒險、嘗試、放手一搏。

9. 不要壓抑你的快樂心情

隨著經驗累積，我明白誠實地做自己是很重要的，即使身邊的人身陷憂鬱中。這並不會對亞當造成負面影響，即使他對於歡笑與快樂毫無渴望。

第 4 章

互換角色的練習

每個人在生活中都扮演著不同的角色，隨著時間在走，個人定位也會有所變化。接下來，我將分別介紹個人自願以及非自願所選擇的角色。

當你自願選擇了某種角色時，會感到全身充滿了能量和渴望，也更想面對挑戰。我們滿心樂觀、勇氣十足、對自身處境抱持著正向心態。

但有時我們也必須去面對不是由自己挑選的角色，比如照顧生病的伴侶。在這類情境底下，你可以有好幾項選擇：

第一：拍拍衣袖走人，拒絕這個新身分。

第二：留下來，但拒絕負擔各種義務。前兩種拒絕都需要很大的勇氣，會讓你無法與他人建立起良好的關係。

第三：完成該角色應該擔負的工作，但你這麼做只是因為沒有其他的選擇。你沒有拒絕演出，但卻心不甘情不願。

第四：將非自願投入的角色替換為自願選擇的任務。如此一來，你會更懂得全心全意關心對方，自己也會覺得幸福。在這條道路上，難免會遇到苦痛、困難和挑戰，但我們會繼續努力，履行自願選擇的任務。

我想分享一個我與亞當所進行的角色切換實驗：我試著以病人的角度去看待當下的情況，而亞當則從照顧者的方式來體會生活。我們也記下了在扮演對方時所產生的情緒、想法以及感受。

（想像）亞當的一天

早上醒來，我不想從床上起身。今天什麼都不想做：不想做飯、不想見任何人、更加不想出門。我不想讓人問我今天感覺如何。我受夠了人們對我表示同情，也不想再讓大家感到失望。

儘管如此，我還是起身慢慢地完成日常事務：刷牙、擦臉、換衣服，然後泡一杯咖啡。多琪充滿活力，她對生活抱有很多計畫，但我一點都不在乎，也不想過問。看到她那麼樂觀，我真的很難受，好像對她來說，什麼事情都不成問題。

她整理廚房，拿出打算要料理的食材；打電話跟別人聊天時還有說有笑。對她來說，生活中的一切是多麼地容易。她心裡從沒有負擔，想做的事情都去做，一切都輕鬆自如。在將來的某天，我也有可能過上這種自在的生活嗎？我確實知道，那樣的生活有多麼令人愉悦。

有些朋友會在白天打電話跟我聊天，問我過得怎麼樣。有個朋友說，他接到一項有趣的工作提案，令他既緊張又興奮。我希望他能獲得成功，但我無法完全體會他的快樂與喜悦。因此我感到非常羞愧。我真的受不了自己這麼冷淡，一點感情都沒有。

多琪常常想要找我出門去看電影，但我一點都不想看到開心的民眾或認識的親友。多琪非常惱怒，因為我什麼事都不想做。我再次覺得很慚愧，我不懂得感激伴侶，她為我做了很多，而我能做的卻是少之又少。我也很不滿，因為對她來說，生活一切都很好，但對我來說凡事都很糟。我想讓她也稍微受點苦。

（想像）多琪的一天

我早上醒來，發現亞當的狀態不太好。從她臉上的表情與氣色就看得出來，我暗想今天又是難熬的日子了。我不知道自己是否有足夠的力量去應對。這真的是一項沉重的負擔，誰能幫助我？我又該去向誰訴說這些困境？跟孩子們傾吐好嗎？但長久下來，他們也已夠難受的了。

這種情況會持續多久呢？一週？一個月？半年？亞當承受的苦痛太多了。我愛他，看著他生病我真的很難受。憂鬱症未發作時，他是多麼開朗的一個大叔。我好想念他的那一面。在他憂鬱症發作時，我也很難受。我必須照顧好自己，才不會被他拉低情緒。我好想離開家幾個星期，但我做不到，因為亞當需要我。讓他獨自在家好幾天，他一定會崩潰。

身邊也有其他人深愛亞當，我想尋求他們的幫助，但我害怕他們會覺得負擔很重。從過往的經驗中，我知道亞當的憂鬱症狀終會緩和下來。向外尋求幫助確實有助於改善眼前的情況，但都只能維持極短暫的時間。

這個實驗幫助我們了解對方的心境與想法。有時，我們自以為知道對方的心情與感受，畢竟平常都會與之交談。不過，花個幾分鐘，從對方的角度去設想，的確能感受到他在生理、情感和心理上的歷程（雖然無法完整複製他的感受）。在那次實驗過後的幾個小時裡，我陷入沉重的悲傷，但另一方面也很欣慰，亞當有機會能感受到我的心路歷程，並了解到，即使我在照顧關係中是強勢的一方，但日子也過得很難受。

互換角色的實驗使我們更加貼近對方。突然間，我們成為更加理解彼此的夥伴。我相信，我對亞當的理解比他對我的理解更深，因為他陷在自己的世界中，難以脫身。進入他的世界後，我們的對話便從我單方面的提供建議，轉變為相互理解。

透過潛意識放下自己無法承擔的責任

從童年開始，每個人都被賦予了各種角色，根據你我所出生的家庭環境而有所不同。第一個孩子出生時，他還有選擇的機會。一旦他開始理解到家中哪些面向較為重要，就可以依此來選擇自己喜歡的角色。第二個孩子通常不會選擇已有人負責扮演的角色。若老大選擇當「聰明的孩子」，老二就可能成為「助人的孩子」，老三則會變成「風趣的孩子」，老四則想當「勤奮的孩子」，依此類推。

「聰明的孩子」無法容許自己表現得愚蠢，而「勤奮的孩子」則不能懶惰；各種角色都具有約束力量，能為孩子帶來自我價值感。

孩子在長大的過程中，逐漸理解到自身角色的重要性，以及它所帶來的得失；他也可以自願拋開那個角色，好去體驗其他事物。許多人並沒有見到這種可能性的存在，終其一生堅守自己的人設。另一方面，有些人知道有改變的可能，但卻不願意放下自己原本的角色。

人類社會有各式各樣的角色。例如在建立家庭時，每個成員都要擔負不同的任務，才能確保內部運作順暢。成員們共同分配工作，並根據變化而進行後續調整。

有些角色並不是我們自願選擇而來的，只是不得不去承擔的責任，例如伴侶無法再勝任某些事務。當有一方生病、情緒上變得脆弱或需要休息一陣子，另一半就得要健康、堅強，各方面都正常運作。

這些年下來，出於不同的原因，包括感冒、摔傷住院和憂鬱症發作，亞當得離開人群、休息一段時日。

讀者可能會覺得很疑惑，丈夫都在受苦了，我還抱怨他無法正常生活，將他的困境當成是我生活的阻礙。當然，我不是心理學專家，我書裡面所提出的各項建議可能不夠正確，但對我來說，說出自己的想法是非常重要的。

亞當對於休息的需求與他所擔負的責任有關。亞當是非常勤奮的人，可說是他長久以來的人設。然而，我們自願扮演某個角色後，通常就不容許自己有意識地去轉變。也就是說，對於勤奮的人來說，若突然想要去渡假或休息一陣子，也會壓抑那個想法。然而，再怎麼勤勞的人也需要休息，因此他的潛意識會藉由生病或憂鬱症來合理化自己的需求，而且身邊的人就無法抱怨他不尋常的行為。

我陳述這些事情並非在責怪亞當，即使它們多少符合實情，也是他在潛意識中任其自然發生的，而非他刻意要逃避自己的責任。

總是被當成配角的照顧者

撰寫本書的過程中，我看到了一篇臉書貼文，作者是帕金森氏症的病友塔爾・阿什爾（Tal Asher），而內容談到了伴侶所扮演的角色。我碰巧在相當難受時看到了那篇貼文，也因此感到平靜和撫慰。我決定引用她的文字來鼓勵大家。我前去徵求塔爾的許可，很高興她同意了。

塔爾患有帕金森氏症，她寫到，負責照護與支持病人，是伴侶不得不擔負起的角色。她寫下的許多內容都與我在前面所描述的情況相符。雖然她是以患者的身分執筆，但也準確地描述了伴侶作為照顧者的感受：

最近我一直在思考病人的生活環境和周圍的人。用專業術語來講，照顧者是最親近患者的人，通常是其伴侶或子女（也可能是父母，但這是更辛苦的情況）。在希伯來語中，對這些人最合適的名稱也許是「竭盡心力的照顧者」。我撰寫這篇文章的本意，是希望大家能聚焦於身兼照顧者的伴侶。而其他人作為照顧者的情況又不同了，我會再找時間另行探討。

在這種「角色扮演」(這樣稱呼應該沒錯)的情況下,比起病人,「竭盡心力的照顧者」得面對各種複雜的處境,並解決排山倒海的問題。如果能選擇的話,我不知道自己是否能做好準備去扮演照顧者。我真的不確定。

乍看之下,厄運是降臨在生病的那個人身上;萬般皆是命,半點不由人(你也可以用其他的陳詞濫調來形容這些無妄之災)。那麼,與那位患者生命相連的人又做錯了什麼?這實際上並不是他的「問題」,大家卻經常都會用道德觀念去約束後者(顯然這也不是適當的做法)。但理論上來說,伴侶可以離開那個倒楣的患者,讓他去面對自身的命運。然而,正如我所說的,這種解決方案僅僅是理論上可行而已。

類似的兩難處境隨時都會發生在你我身上,要在理論上採取某種立場是很容易的,但實際上我們卻不可能一走了之,也無法裝出「一切都好」的樣子。「竭盡心力的照顧者」原本都不是這方面的專業人士,不一定具有照顧患者的專長與特質,但突然間,這個重擔卻被強加在他身上。這確實是沉重的負擔,我們也沒有更好的措詞能形容它。

這種負擔所涵蓋的心理層面極為廣泛，包括恐懼、內疚、憤怒、擔憂、挫折、厭惡、抗拒，但也還有同情、善意和愛。患者與照顧者彼此都要經歷到很多的矛盾，才能學會接受與付出。我們都要學會應對情感上的波動，尤其是在負面情緒出現時。雙方都會發現自己陷入罪惡感的循環，即使只是在心裡面出現某些想法，也會為此感到內疚。照顧者還會有一種感覺：「我不是這場災難的主角，他才是受苦的一方，這時我不應該考慮到自己的苦痛。」但事情並非是如此運作的，這些困境是雙方該共同面對的。疾病降臨家庭時，每個成員都會遭殃，而且受影響的程度和面向都不同，因此每個人都必須找到方法加以應對。因此我相信，在這種情況下，我們應該對每個身陷其中的人說一句重要的話：「你可以容許自己出現任何感受，它們都沒有錯！」

在踏上這段旅程時，我讀了許多資料，而當中最重要的建議就是，照顧者一定要找到外部的支持與資源。它們提供了一個安全的空間，讓照顧者可以盡情發洩，訴說出那些難以啟齒的想法和感受。我也把這項建議分享給我的前夫和我的母親。為了照顧伴侶，照顧者需要力量，也必須找到能求助的外部資源。

我認為，「竭盡心力的照顧者」在現代社會中並沒有得到足夠的關注；在大家所在意的人生劇場中，他們只是配角。當他們專注於降臨在自己身上的艱困任務時，也一樣只把自己視為配角。我相信照顧者應該在特定的空間中獲得很多正向力量，讓自己成為被關注的焦點，或者與自己抽離一下，以聆聽內心的聲音，哪怕只是短短的時間也好。我希望能打造這樣的空間，讓有需要的人找到避風港。

塔爾的文章深深觸動了我，她將伴侶的照顧者放在核心，而不只是從屬於病人。她準確地描述了我的內在感受，以及在我內心深處不斷交替、截然不同的兩種角色：一方面我滿心擔憂、充滿同情心並願意犧牲奉獻，而另一方面則充滿憤怒、害怕甚至是憎恨之情，覺得自己很糟糕。

塔爾寫道：「你可以容許自己出現任何感受，它們都沒有錯！」這句話給了我力量，在出現那些難以面對的情感時，我得以放下心中自動浮現的自我責罰感。這是塔爾為我帶來的禮物。

第5章

早安，憂鬱

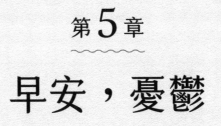

我曾經讀到一篇文章，作者是阿默農．沙莫什（Amnon Shamosh），其內容談到他妻子漢娜罹患了阿茲海默症，而他的生活因此發生什麼變化。看完後，我立即去找他的著作《早安，阿茲海默》（*Boker Tov Alz Heimer*）。我到現在都還記得當時讀完那篇文章後的興奮和感動之情。在得知阿默農有寫書後，我馬上跑去書店購買。我猜想，這本書能教我如何去應對我與亞當所遭遇到的困境。

阿默農描述了他與妻子漢娜在日常生活中所經歷到的種種挑戰。他還談到了保持正向情緒的祕訣，以及家中為何充滿愛的氛圍。他甚至提到阿茲海默症為他們生活所帶來的好處。阿默農獨創一套奇妙的方法：他想像「阿茲海默」是一個特異的生物，而他要衝著牠宣洩出所有的憤怒與無奈，因為製造問題的不是漢娜，而是阿茲海默。

那本書中的一字一句都讓我深受感動。當然，阿默農談的是阿茲海默症，它與憂鬱症有許多不同之處。不過他用來面對困境的方式對我很有幫助。我跟阿默農一樣，在陪伴與照顧伴侶時，都得採用非常規的生活方式，才能與對方共度生活。這兩種疾病都是慢性而無法徹底根治的，需要很長的時間才能康復，因此我們必須學會與之和平共存。

我從阿默農的著作中獲得以下六大新見解：

1. 一同懷念舊時光

照顧者可與伴侶聊聊兩人在過往所共度的美好時光，幫助患者有力量去面對痛苦的日子。美好的回憶具有治癒力量，可以用來創造帶來歡笑、感人的對話，好讓彼此愉快地度過難熬的時期。藉由談論往日的回憶，兩人還可一同討論計畫，等到病症轉好時就可一起去執行。

2. 保有個人興趣

儘管要面對許多困難、也常感到疲憊，照顧者仍可以充分享受生活，繼續保有自己原本的興趣。

3. 專注於收穫

照顧者應該專心找出照顧伴侶所帶來的收穫，而不是一直在鑽牛角尖，只想著自己失去了什麼。這些收穫包含培養出容忍心、對伴侶以及自己更有同情心，兩人還會更加深愛彼此。

4. 繼續找尋成長的機會

在艱困的時刻，我們更有機會成長、發展、增長見識與洞察力，並重新排列生活的優先順序。我們可以選擇用不同的態度去面對困境，並接受他人和自己。

阿默農在書中分享了他為了妻子漢娜所做的許多事情，雖然這些事情複雜又令人不舒服。雖然阿默農有聘請看護，但漢娜需要他，所以他挺身而出，繼續負擔大部分的家務。

不過，阿默農並不認為這些行為會帶給自己任何的發展或成長。對於這段日子，他只是覺得好像重新愛上患病多年的漢娜。這應該也可以算是阿默農的發展和成長吧！

我相信，若照顧者能多多專注於自我成長和發展，他們出現絕望感的頻率會降低許多。艱困的時刻當然還會出現，但我們可以用積極的態度去面對，接受現實以及同理自己的感受，而不是習慣性地去指責自己與環境。困難在何時出現並非關鍵，重點在於你選擇如何與它們共處。善用生活所帶來的機會和體驗，便能有所學習與成長。

5. 不必凡事都對病人退讓

有時我們會發現，當前的狀況需要自己有所退讓、凡事要以對方為主。在前章我談到，照顧者為了有力氣去照護伴侶，應該先顧好自己，然後再去關注對方。阿默農則主張，在某些情況下，為了照顧好伴侶，自己得要有所退讓。

儘管阿默農自己的問題也很嚴重（他雙眼失明），也需要他人的支持和照顧，但他還是成功地退居於次要的位置，把心力都放在漢娜的身上。他克服了自己的身體狀況，全心全意地奉獻給她。

我理解到，阿默農是完全發自內心、自願地付出，他的犧牲奉獻無比高尚，這無疑是相當困難的。

父母對待孩子時，更容易凡事退讓，而把全部的心力放在對方的需求，但對待伴侶就沒這麼容易了。但阿默農向大家證明，儘管極具挑戰性，但他還有辦法無限制地照顧伴侶。但我們最好接受自己的極限，不與他人相比，才能把事情做好。

6. 對他人付出，實際上會回報在自己身上

阿默農決定將自己的生命奉獻給妻子漢娜，但問題是：他從中獲得了什麼。全心全力都在他人身上，而不考慮自己，這有可能做到嗎？事實上，我們在付出的過程中，真的能獲得不少回報。

對我來說，阿默農的付出也得到重要的回禮。他因漢娜的愛而感到無比幸福，於是更有力量去做對他最珍視的事情——寫作。他將自己的生命奉獻給妻子，也讓自己獲得了新生。這一切都來自於他與妻子對彼此的愛，這份深刻的感情對他來說萬分重

要。此外，他的內在能量也慢慢漸增。透過愛與力量，他才能投身於寫作中，並以日常生活作為創作的靈感。

因此，我也試著去發現自己的收穫。在亞當憂鬱症發作時，我將大量的時間與心力奉獻出來，為他扛起家中大小事。在這個過程中，我也為自己做了許多事。這些責任使我成為更好的人，所以我相信它們是有意義的。

從阿默農的著作中，我獲得了許多啟發和想法，我不禁想知道，這些美好的見解是否能應用到我的日常生活中。畢竟亞當和我的感情沒那麼偉大，不像阿默農對漢娜有無上限的愛；而且我也沒有阿默農那樣的耐心和慷慨精神。

我對亞當的照顧與所付出的心力，身邊的人都看在眼裡，也都給予我很大的鼓勵與讚許。但當我讀到阿默農如何陪伴與照顧漢娜時，就感覺自己不夠好、不夠有同情心。我的心中又再次浮現自責的想法，認為自己沒有價值、缺點很多。

我覺得自己沒有能力實踐阿默農的見解，但讀者們也一樣沒信心嗎？理論上我知道它們是辦得到的，但把我自己與阿默農所面對的處境一一相比，其實是無益的。我始終相信，大多數的人都是善良的，都想要盡力而為。但每個人都有自己的弱點，遭遇挫折時，也會自動以習慣的方式做出反應，無論是憤怒、不耐煩、恐懼、愧疚還是指責。

對大多數人來說，一旦無法成功改善情況或實現自己所設定的目標，就會對自己嚴加批判（儘管親朋好友遇到挫敗時，我們並不會對他們太苛責）。不過，開始批評自己後，處境就會變得更加艱難。我們需要時間來走出這種破壞性的循環，讓自己做好心理建設以重新面對挑戰。

儘管心裡仍舊惴惴不安，但我有堅強的意志力，決定正面迎接生命所帶給我的成長與挑戰。我在自身的能力範圍內嘗試阿默農對漢娜的照護模式，但不會評價自己的成果。

第6章

照顧者的一天是怎麼過的？

人們經常問我這問題，當然我也不時在想：為什麼我要與眾人分享自己與亞當正在面對的難題？為什麼要寫下生活，並公諸於世，即使這些故事往往會讓人感到不愉快？用日記寫下我自己的內心感受，有助於讓自己的情緒找到發洩出口。寫下我所經歷到的事情，對我也有幫助，並更有力量去面對種種困境。白紙有巨大的包容力，因此我才能寫下難以大聲說出來的事情。

儘管我寫下了生命中出現的各種困難，但仍希望從中找出有意義的見解，以幫助讀者度過難關。我相信，寫下這些困境的好處遠多於壞處。我喜歡閱讀真實生活的故事，即使內容會讓人難受，但我相信許多其他人也是如此。

最重要的是，我從他人的故事中獲得了很多啟發。透過他們的故事，我找到了面對困境的新方法。讀到他人受挫的故事，看到他們如何應對、採用哪些方式重新振作起來，我都會特別受到鼓舞。因此，我覺得我也應該分享心得，讓讀者知道我如何應對疾病、挫敗和克服艱難。

我有時也會感到不安，怕揭露太多亞當和我家人的故事。將初稿寄給編輯前，我也有讓亞當讀過，並詢問他的感受、內容是否披露太多。他思考了一會兒，最終說他覺得完全沒問題。

對於過去的經歷，我與亞當沒有理由感到羞愧，甚至令我非常自豪（雖然這些經歷並不愉快，但我絕對該替自己感到驕傲）。我堅信，每個人都不該對往事感到羞愧，我也非常確定，將這些經歷書寫下來、付梓出版，是很有意義的。

接下來的段落節錄自我的日記，呈現出我與亞當真實的生活情節。

（星期四）開啟不同的對話方式

今天一整天我讓亞當獨自在家。在我出門前的一整個上午，我們都以新的方式交談，其靈感來自於阿默農的著作。在閱讀那本書的過程中，我的腦海中湧現了許多想法，在在鼓勵我用不同的方式與亞當交談。以前我會不耐煩地對亞當說：「你得出門散步，不然身體不舒服的話，就別再跟我抱怨什麼。」但今天我對他說：「亞當，出門去散散步吧！今天天氣很好，你可以去曬個陽光。」看得出這之間的差別嗎？

我擁抱並親吻了他，然後就出門去了。我問他是否愛我，他回答說是的，但他不愛自己。我提醒他，他是很特別的人，只是自己並沒有意識到這一點。

我前去探望了高齡九十七歲的父親，之後又拜訪了我兒子、去看孫子們。亞當則是從早上十點就獨自一人待在家中，直到晚上八點半。他的心情很不好，他感到害怕，所以無法做任何事情。有時他會說自己做不了某件事，但最終還是去做了；有時又說想做某事，但到頭來卻沒有行動。那晚我疲憊地回到家，跟亞當一起準備食材，以迎接星期五的家庭晚餐，與孩子以及孫子們一起共享歡聚時光。

我知道，對於兒孫們即將來訪，亞當感到壓力重重。以前的他積極又正向，樂於見到孩子和孫子們，也總期待他們的到訪。他憂鬱症發作後，行為舉止就完全變了樣。那天晚上，我們準備好食材後，他的心情才稍微冷靜了下來。

(隔週後的星期五) 嘗試新療法

今天亞當的情況並不好，而他憂鬱症也發作了半年之久。今天是星期五，我們已經完成了十次顱磁刺激（TMS，我會在附錄中進一步說明）。

我們每天都會前往醫院進行耗時不長的治療。

之所以會嘗試這種療法，是因為我們已感到很絕望。藥物沒有改善亞當的病況，住院治療也沒有（他住院了大約三週）。我們對亞當的精神科醫生感到很不滿，因為他並未主動提出其他措施，反而是要我們自己去想想，該如何加速治療過程。後來他向我們推薦了顱磁刺激療法，我們也決定姑且一試。我們的大女兒讀了一些相關資料，上頭宣稱它有百分之七十的成功率。

該項治療的費用非常昂貴，還要在八月的高溫下前往特拉維夫；這過程令人不適，但我們還是決定要嘗試。有人告訴我們，從第七次治療開始，就會發現情況有所改善，所以要注意任何微小的變化。三天前，我們感覺到有些許的進展。亞當總算能分心去感受周圍的環境，並在孫子們來訪時享受爺孫共度的時光。但在昨天晚上，他再次感到身心崩潰了。今天早上醒來時，他心情相當惡劣，對我提出各種要求，讓我感到相當惱怒。

在亞當身心狀況較佳的日子裡，我們相處時能「相互包容與尊重，各自擁有極大的生活自由度」。但當他陷入憂鬱時，就會突然變得難以忍受無傷大雅的事情。例如，如果當天我們沒有做飯或水槽裡有幾個碗碟還沒清洗，他就會發脾氣。

在亞當去接受顱磁刺激療法的那段期間，日復一日的高溫和交通往返，令我感到非常痛苦。三天前我曾服用安眠藥，但直到昨天，我仍感到昏昏沉沉。我對他突然提出的種種要求毫無耐心、也沒有氣力去做到。總之，我們相處的情況並不好，甚至開始懷疑寫書的意義。我原本的初衷是想證明，儘管處境困難，但仍有可能過上好生活。如今我卻感到窒息，想要逃離這一切。亞當想要尋死，他一方面說沒有心力去面對療程，另一方面卻還在擔心今天和明天的食材沒有準備好，把問題都推到我身上。而我現在不想去處理食物的問題，一心只想獲得自由。

這種情況不斷出現，我必須時時照顧他，即使只是短短幾個小時，也無法離開他身邊。那麼，我又如何有心力來寫一本書，以帶給他人相關的建議。

因此，我與亞當的關係一直在惡化中。

連續兩週來，我不斷地在炎熱的天氣底下搭乘火車和計程車往返特拉維夫。到了星期五，我本來想要好好休息，但只要有所焦慮和擔憂，身心就會無法放鬆下來。

我嘗試在網路上找一些新食譜，希望能穩定亞當的心情，也讓家裡有些吃的。哭過一陣之後，我感到虛弱和疲憊，於是試著冷靜一下，躺在床上讀點書並小睡一會兒。離開亞當的身邊、獨享一段屬於自己的時光，這對我來說是相當有益的。可惜的是，我在過往都沒有意識到這一點，反而是讓自己變得煩躁。

其實，在自己的心情往下墜時，就該試著與對方拉開一定的距離；這項能力是至關重要的。重要的是，照顧者應該獲得短暫的獨處時間，即使病人會以各種不同的方式阻止對方離開，比如喚起你的憐憫之情，或是要你去做到根本無法實現的事情。

今天，我向精神科的主任醫師提出了一個問題。我問他，曾經中風的七十五歲老人，是否能夠接受「電痙攣療法」。他回答說，沒有理由不行。我們終於發現到可嘗試的其他選項，所以非常興奮，雖然也多少感到擔憂。

與此同時，精神科醫生也增加亞當藥物中樂命達（Lamotrigine，苯三嗪類的抗躁鬱症藥物）的劑量。我們決定先等待藥效如何，如果沒效的話，再考慮讓亞當接受電痙攣療法。

我擔心亞當沒有足夠的心力來承受這一切，於是我們換了一位年輕的精神科醫生，而她給我們留下了深刻的印象。在第一次問診時，她說出了一些真正鼓勵人心的話：「別擔心，你們會度過這困境的。」

（星期天）克服自我懷疑的心情

今天我依照行程與黛博拉（我的編輯）會面。我在事前向她訴說了近來家裡的情況，也坦白說，如果我前去拜訪她，很可能會哭出來。她非常歡迎我的造訪，還鼓勵我說，遇到困難時，我不應該獨自一人去面對與承受。她的回覆令人感到很窩心，也使我再次痛哭失聲，因為我想到自己是如此的孤獨。我不想告訴孩子們發生了什麼事，尤其是我兒子正在忙著搬家。

在感到異常沮喪的兩天後，我決定向我的澄心課老師奧爾娜求助。她總是能幫我找出究竟是哪個環節在突然間出了錯，我是為了何事而感到沮喪，並把自己推入更陰暗的日子。事實上，與奧爾娜當面談話幾分鐘後，我就明白了，悲傷是很正常的感覺。在我當前所經歷的困境背後，隱藏著我對自己的失望；眼前充滿挑戰，我卻感到非常悲傷，所以無法為家人維持正向積極的心態。

除此之外，我未能遵守對自己的承諾，無法保持堅強和樂觀，因而對自己感到非常失望。我曾暗自決定，亞當的憂鬱症已經夠磨人的了，所以我應該扮演正向和堅強的角色。但事實證明，這對我來說還是太難了。

此外我還遇到其他的困境，例如自我懷疑：「我還是覺得自己的能力很差。我決定要寫書，並且向很多人說出了這個願景，但現在呢？又再次讓他人和自己失望了。」我又回到了起點，得設法找點事情來做，而無法接納當下、隨遇而安。我又開始懷疑我所做的這一切是否正確、擔心別人對我的看法；這都是我舊有的思考模式。

由於這些自尋的煩惱，我決定將書名取為《好日子、壞日子：憂鬱症患者的伴侶也要保有自己的光采》(*Better Days, Worse Days: Supporting a Depressed Partner Without Losing*

Your Light，編按：即本書原文書名的直譯）。書中有些內容談到個人的茁壯成長，而有些章節只是單純描述我們的生活。

令人難以置信的是，我迅速恢復了清晰的思緒！在與奧爾娜面談時，我提到了自己對孤獨的感覺。面談結束時，她對我說：「多琪，這次的面談是我送給妳的禮物。妳不需要付費，而且妳隨時都可以打電話給我。」奧爾娜的暖心話語頓時驅散了我的孤獨感。

（星期五）再次充滿能量

今天大家都要來家裡共度週末時光，所以我們需要做些準備。亞當做了令人驚艷的醃菜和美味的圓餅。他已經很久沒有料理食物了，而這次表現得非常出色。我讚美他的廚藝，他也感到很高興。

我有海泳的習慣，還會試著從大海中吸取力量、接收奇妙的影響力。兒孫們很快就會抵達我家，小朋友們在身邊打轉時，我的身心也彷彿被注入活水一樣。我注意到，亞當對孫子們的關注比之前還多，這顯然是個鼓舞人心的現象。偶爾他會表示內心感到焦慮，也有按時服用藥物，但我注意到情況正在好轉，這其間出現了一些正面的變化。

接受現實後，我內心感到平靜，對亞當的愛也不變。我們更常相互擁抱，這樣的互動帶給我許多力量。

（星期六）允許自己憤怒

星期六到來，憤怒感也隨之而來。亞當變得沉默寡言，對我的辛勤工作毫不在意。我又再度陷入了憤怒、失望和自憐之中。就這樣？新的生活就這樣結束了嗎？才剛出現一點正面的進展，馬上又消失無蹤。也許我應該對亞當感到生氣。當然，憤怒並不總是一件壞事。它有時是正確的反應，努力不生氣反而會讓自己感覺更糟。

重要的是，必須以正確的方式、在適當的時機點表現怒氣，亦即對事不對人，然後就得回歸正常生活。但今天我卻無法讓心情平復下來，因為我感受到的不僅是憤怒，還有絕望，心情迅速回到了過往那種熟悉的艱難情境裡。

今天其實是個美好的星期六。我們去了海灘，一起吃飯，與孩子們玩耍，享受了天倫之樂。除了對亞當的憤怒之外，今天確實是愉悅的一天。

（星期天）亞當自己去看醫生

現在已經是星期天了。我對亞當仍然有點生氣，但我們有坐下來好好地把事情講開來，而彼此的心情瞬間變好許多。這讓我感到非常開心。儘管如此，我也心知肚明，與亞當在未來還會面對到更多困境。

這本書的內容似乎突然變成在講述我與亞當的關係，而不僅僅是針對憂鬱症。其實我並不打算寫一本探討伴侶關係的書，但我相信，患者在充滿愛的關係中，會受到正面的影響，而日常的感受也會有所改變。所以我決定利用一點篇幅來描述我們關係的變化。

亞當仍然表示，他覺得日子很難過，他感到焦慮，需要服用鎮定劑。儘管如此，我仍然將他的各種行為當作其心理狀態的可靠指標。

今天早上，亞當醒來後發現，多年來一直困擾他的感染問題再次爆發（不久前，他因腿斷而必須開刀，但術後細菌滲透到骨骼內部）。亞當需要立即看醫生、進行血液檢測、包紮腿部、並接受X光檢查。他獨自一人前往醫院完成了這些事情，而且每一個步驟都在院內不同單位進行。這對亞當的憂鬱症來說是個好的徵兆。

（星期二）與阿默農的約定

奧爾娜每天都來與亞當談話，今天也是如此。她陪著他聊了一個半小時。這樣的安排令我感到很欣慰，因為我完全信任她。隨著每次的面談，他們變得更熟悉、了解彼此，一起集中精力在思索亞當所面對的困境。在每次面談結束時，他們會告訴我談話的內容，以及一同做出了哪些決定。亞當還稱她為「天使」。

明天我將離開亞當四個晚上，獨自與女兒一起去希臘的科孚島。另外兩個孩子會輪流過來陪伴亞當，但有些時間他可能得要獨處。這也許對他有益，也可能沒有。

今天我聯繫了阿默農，我告訴他，他的書對我產生很大的影響，並約定在近期內見個面。我的大女兒住在以色列北部的社區，離阿默農住處不遠。我們每三個星期會去探望她一次，每次停留兩到三天。我想將我的第一本著作送給阿默農，並尋問他在伴侶患病時期，如何改善夫妻的關係。

（星期四）新療法的曙光

過去這兩天對亞當來說非常難熬。今晚我將離開他四個晚上，要在目前的狀態下讓他獨自在家，對我來說是件很困難的決定。今天有幾個來自特拉維夫的好朋友來家裡拜訪，大家度過了一段愉快的時光，但亞當再次陷入了憂鬱的情緒。

昨天我意識到亞當的憂鬱症發作已經持續八個月了。這段時間很漫長，亞當變得沉默寡言，無法與其他人共處。病況相當明顯，以前的亞當總是喜歡關心別人、看到他人美好的一面。

我在科孚島和女兒一起度過了美好的時光，而另外兩個孩子輪流到家裡去陪伴亞當。孩子們給我們力量、凝聚感、關懷和愛，這對我們兩個來說意義重大。我知道，對於現階段的亞當來說，要好好獨自生活並不容易，但我告訴自己，這次的科孚島之旅是我享受人生的好機會，而我們也確實度過了一段美好時光。我非常期待亞當的病況能夠有所好轉。

我們將在星期一會見一位神經科學家，也就是我結束旅行返家的隔天。兩週前，這位專家來到我們所屬的心理治療團體發表演講。那場講座的內容非常吸引人，她談到了她自己所開發出的新方法，目前也正應用在患者身上。我知道她願意接受新患者，就上前去尋問她，是否能夠騰出時間幫助亞當，然後我們安排了一次會面。

此外，星期一我們還會見到兩人都很喜歡的一位老年醫學專家。星期三我們將去精神科醫生那邊回診，以決定亞當接下來要接受哪些療程。我回到家時，打算先與一位女士談談，她跟亞當同時住院並接受過電痙攣療法。

我們不斷嘗試為亞當尋找新的療法，而上述所有的安排為我們帶來了一絲希望的曙光。

（星期二）放下我的控制欲

終於盼到了我期待已久的日子，今天我們將前往拜訪那位神經科學家，她將開始著手治療亞當。亞當的情緒很糟，完全不願意配合我的行動。我對他感到惱怒，感覺自己已沒有足夠的能量去面對他。他變得很冷漠，幾乎對我不理不睬，在前往目的地的半小時路程上，他處於非常焦慮的狀態。十分鐘後我們就離開了，他說自己完全待不下去。

我憎恨他，甚至想掐死他。我出於一番好意的計畫又再次失敗了。就像農夫好不容易擠完了一罐牛奶，最後乳牛卻將奶罐踢翻。我非常激動，但突然間我停止反抗，終止了內心的矛盾鬥爭；我允許自己對他感到憤怒和厭惡，然後就冷靜了下來。

幸運的是，當天稍晚，我們見到了那位傑出的老年醫學專家，她注意到我的情緒很激動，甚至還帶著哭腫的雙眼。她對亞當說，不需要害怕恐慌症發作，因為它們實際上並不危險。然後她轉向我說道：

妳已經把自己給搞垮了，如果再沒人來關心妳的話，妳的生活就會崩潰。妳需要休息一下，別再把所有的重擔都放在自己的肩膀上，也不要執著於要找新的療法。亞當會照顧好他自己的，一切都會順順利利的。從現在開始，不要再去擔心那些治療方案，妳應該自由自在地生活。在某些時候，你可以放心地討厭亞當、對他發脾氣。妳擁有這樣的權利。

受到他人關注的感覺真好！我終於瞭解到，適時放下重擔，並不會發生什麼壞事。老年醫學專家的建議強化了我的信心，因為幾天前我與編輯黛博拉會面時，她也說了類似的話。她說：「多琪，妳不能再這樣繼續下去。妳一直以來全心全意地在照顧、支持著亞當。不光如此，妳還撐起了整個家庭和妳自己。妳不能再這樣繼續下去了。妳必須釋放出內心的情緒，允許自己崩潰、哭泣、悲傷、害怕和脆弱。這些情緒當然很可怕，但妳總是把自己逼得太緊了。每次一遇到挫折，妳都迅速爬起來、繼續看顧著亞當。」

這兩個我非常熟悉又尊敬的人都說了同樣的話。他們說我過於堅持不懈，但現在必須休息、放手，並允許自己崩潰和感到脆弱；還有，不要將一切責任都攬在自己身上，也別再四處尋找解決方案。我不需要去掌控全局，我可以哭泣、可以感到害怕或生氣，不用壓抑可能出現的任何情緒。我向黛博拉、老年醫學專家以及我自己做出保證，一定會依照他們的吩咐去做。

(星期三) 不再強顏歡笑

今天我前去拜訪我父親，在路途中，悲傷之情湧上心頭。我並未試著推開這種情緒，而是任由它宣洩出來，這對我來說沒有什麼不好。現在的我並不快樂也不堅強，也不覺得應該假裝內心很平靜。

回到家時，我沒有急著去查看亞當的情況，也沒有開始尋找解決辦法。我沒有隱藏自己的脆弱和悲傷，我想，如果我能夠接納這些感受，不要對自己太嚴苛，我與亞當兩人都會過得比較好。我開始學著迎接脆弱和悲傷的感覺，並試著接納它們，而不是加以掩飾並堅持昂首挺胸。我因此得到了力量，並改善了自己的健康狀態。我的呼吸變得平穩。突然間，我不再擔心失敗或出現任何災難。我學會面對困境並接受挫敗。當我願意展現真正的自己時，我身上發生了某些變化，並長出迷人又甜美的果實。

謝謝你，亞當——你讓我學習和體驗到過去我非常害怕的東西。我以前懼怕的那些事情，突然間不再具有威脅性了。現在我總是教導別人，無論出現哪種情緒，都要試著去接受它，不要與之抗爭。我近年來所學習到的療癒法，如澄心聚焦、格式塔派、轉念功課以及情緒取向治療法，其背後都有類似的精神與原理。然而，這次我將心靈提升到了另一個層次，對於自身的情緒，不只是放棄抗爭，還願意安於其中。我希望自己還可以做得更好，因為最近我突然發現，這種狀態非常吸引人。

傍晚，我與亞當前去參加治療團體。在過去，如果我心情不好，就會避免參加這種聚會，因為在與他人相處時，我總習慣強顏歡笑、設法去幫助對方。因此，若我當天心情不佳，就會在現場感到很尷尬。但這次我帶著悲傷的心情參加聚會，這樣說聽起來有些奇怪，但我對自己充滿情緒而感到欣慰，甚至樂在其中。這不代表我已完成了自己人生的課題（我不相信它有結束的一天）。然而，只要我往前邁進一小步，都得到巨大的幸福感。

（星期天）低落的一天

最近我們的日子很難過。亞當的狀況沒有明顯的改善，所以我們正在考慮讓他接受電痙攣療法。我的心情很惡劣。我已經受夠了這一切。昨晚亞當從椅子上摔下來，撞到了頭。當時我正在睡覺，什麼都沒聽到，他就那樣躺在地板上半小時，直到他鼓起勇氣自己爬起來。

（星期三）吃吃喝喝很重要

又過了幾天，亞當的情緒似乎出現些微改變。他的病況可能會有所改善，我們都很高興，但彼此都很小心謹慎，不敢過早慶祝。我們失望過很多次，甚至都忘記了憂鬱症是有可能康復的，也忘記我們還可能擁有美好的將來。

我們在猜想，亞當的心理狀況確實有所改善，是不是因為上週增加了藥物的劑量（包括鋰鹽）？還是說亞當感覺到我快要接近崩潰的邊緣？又或許是因為他的頭部受到撞擊而帶來了什麼副作用？看看接下來的日子會出現哪些變化，就能釐清狀況。我提醒自己，即使病情有所改善，也不會完全回復到之前的狀態。

除了心理問題，亞當的生理方面也在受苦。他步履不穩、身體虛弱並開始出現帕金森氏症的初期症狀。這些都影響到他的情緒，他沒有想到，他正在經歷的變化與自己的其他病症有關。我必須對自己誠實：亞當再也不會回到以前的樣子，而我也不會。我變得更加脆弱、更加疲憊。這些都是老化的跡象。要接受這項事實確實並不容易，年華老去讓亞當感到害怕，而我也一樣擔心。因此，即使是相當微小的進步，我們也要學著珍惜。

我擱筆了好幾天。突然間我不想再寫了。我應該是想要等到亞當的病症出現真正的進展後再繼續，但最終他還是沒有克服憂鬱症。他的情況看似有點好轉，但一天半之後，病症又再次發作。他的雙腿站不穩、無法支撐住上半身，這情況又將他推回到憂鬱症的深淵。

我已經放棄了希望。我知道這種想法很悲觀，但事實就是如此，每每一燃起希望，結果在終點等著的都只是失望；一直以來都是這樣。

我發現我自己的活力也降低了。很多時候我都躺在床上，沒有做太多事情。也許是年紀終於逼得我不得不服老，又或許是我感覺到某件事已經結束、再也找不回來了。「那件事」指的是我與亞當的關係，但不是法律上的婚姻狀態，而是我們作為夫婦能一起進行的活動。如今，我很難約亞當出門隨便晃晃，這幾乎是不可能的任務。有時他會和我一起去看場電影，但其他的活動他都沒有興趣。這對我來說很煎熬。現在是節日旺季，但我們卻只能待在家裡，而且住處附近都沒有親近的朋友。

幸好，我們以前在耶路撒冷認識的幾個朋友搬到了特拉維夫，所以大家能在晚餐時輪流到彼此的家串門子。這些聚會令人愉快，每個人都感受到了幸福和愛。亞當也喜歡與老朋友見面。但在上次的聚會中，他仍然深受憂鬱症所苦，整晚都非常安靜，不像以前那樣愛說笑話逗逗我們。

現在輪到在我們家舉辦晚餐聚會了，遺憾的是，因為亞當的狀況，所以我們一直在拖延。最終我決定不再拖下去，我需要友誼，亞當也是，即使參與這些活動對他來說很辛苦。於是我打電話通知朋友並且安排了這次餐聚。

第7章

生死的思索

亞當告訴我，他最近經常想到死亡，這讓他很擔憂。亞當總共有十個手足，近幾年來，有三位跟他要好的姊妹相繼過世。憂鬱症患者常常在腦海裡想到死亡，有時甚至會盼求它早點到來。每次去醫院時，醫生除了詢問亞當的憂鬱症病況，也都會問他是否曾出現過自殺的念頭或舉動。然而，他從來沒有那樣計畫過。我提出了一個令他很難回答的問題：「你是不是想要去跟那些已過世的姊妹們團聚？」他說絕對沒有，只是每天都生活在憂鬱中很辛苦。他的內心深處始終充滿了矛盾衝突。一方面，他已受夠眼前的生活，另一方面他也知道，還有其他的生活方式，而且會令他非常享受。

他說他不能自殺，這會嚴重傷到他所深愛的人。我問他，這是否意謂著他是為了我們而受苦？我指出，這種想法很矛盾，因為在他受苦時，我們也連帶著不好受。

死亡是所有生物最終都會面臨到的虛無之境，不論是就肉體或精神上的定義來說皆是如此。深陷憂鬱的人也會出現類似的被掏空之感。面對死亡的恐懼或在憂鬱症中苟延殘喘，究竟哪個更讓人更難以招架？患者雖著活著，卻感到心靈與死人無異；生活變得可怕又駭人，終而轉變成永久的恐懼感。

（星期一）多多進行人際互動

亞當的情緒在過去這幾天裡有所好轉，我發現他不再像以前那樣深陷憂鬱之中。他對自己的身體有點失望，但與之前的低落症狀相比，已有了很大的進步。他越來越能融入聚會的氣氛，與孫子們互動玩耍，說話音量也變得較大，這是他之前做不到的。他與以前那個快樂的亞當還有一段距離，但不可否認，情況已有所改善。

上個週末亞當跟我一起去北部的社區探望大女兒，上次前去造訪她都不知道是多久以前的事情了。到了她們家，亞當甚至親自下廚做了一頓美味的飯菜。我喜歡去那裡，女兒也幫我們準備了客房，所以我與亞當有自己的空間。好幾次亞當不想和我一起去，所以我獨自去過很多次。但現在我不會讓他一個人待在家裡。我已經好幾個月沒去看女兒了，能再次見到她真是太美好了。亞當的腿有問題，無法好好站著，所以他感到有點沮喪。但至少他的心情沒那麼惡劣了，不像他之前在憂鬱症發作時那樣一蹶不振。

他仍在考慮要不要接受電痙攣療法。我認為如果情況已有所改善，那最好暫時先不要嘗試。那是一種超刺激的強力治療法，令我有一點害怕。這個星期五我們將與精神科醫生會面，一起做出決定。

我們還去老年醫學科看診，接著又去見職能治療師。在一連串的檢查和詢問後，治療師建議他應該多多用心參與各種活動，而且最好能與他人頻繁交流。我們住家附近有一些銀髮族社團，常常舉辦多樣性的活動，應該很適合亞當。如果他願意去參加，那肯定能大幅改善他的憂鬱症狀。

亞當有時會抱怨生活缺乏目的感，我想參加社團活動應該會是個很好的解決辦法。我不介意陪著他一起去，但我不想給他壓力。

他又開始去看物理治療師了，甚至還想要報名皮拉提斯課。如果這一切都能按計畫進行，我們的生活一定會有很大的進展。

（星期四）久違的自助旅行

我規劃好了八天的旅遊行程，要與最年長的孫子一起前往坦尚尼亞。還有四天就要啟程了；距離出發的時間越近，我就越興奮，因為能和愛孫一起共度假期。他還是個十幾歲的少年，但我們感情很好、相處很融洽。不過，每次我想找話題跟他聊天，他的回應都會有點敷衍。這對我來說並不是太大的問題，就算一路上我們都沒交談，我還是感到很開心。

我的孫子堅持不跟團，所以我們是自助旅行，而同行的只有一名帶路的司機。

我希望亞當有時能想辦法照顧好自己，但他總是拒絕有人來陪。孩子們會去家裡看望他，但無法時時刻刻都待在他身邊。我的女婿，也就是將和我一起旅行的那個孫子的父親，最常來家裡陪亞當。多年來，亞當一直夢想著帶我們的長孫去非洲進行「受戒禮」（猶太男孩的成年禮）。他最終無法實現這個夢想，而對於我要獨自帶著孫子去旅行，他是感到很失落的。

我們在坦尚尼亞和尚吉巴度過相當美妙的一週。在非洲觀賞了無數的野生動物，我們非常興奮，也感受到大自然的欣欣向榮。我們在尚吉巴群島愉快地待了三天，享受慢遊旅程。我和孫子相處得非常融洽。我終於能擺脫近年來生活的一切艱辛，盡情地享受人生。我喜歡旅行、熱愛冒險，也樂於結識新朋友。

我明顯感覺到自己已經上了年紀，體力大不如前。我不認為自己還能像之前那樣，和孫女在外面連續閒逛好幾個小時。但對我來說，出遊和度假仍然是生命中最大的樂趣，而且我還找得到旅伴：朋友、姊妹、孩子、孫子，甚至是獨自一人也行。

我希望亞當能伴我同行，但如果他的心理狀況沒有改善，我不確定他是否能出門旅行。

在尚吉巴群島，我特別注意到，當地人的生活極為貧困又艱苦，生活條件之差簡直讓人瞠目結舌，我一直以為，人們會因為過得不好而得憂鬱症。但令人難以置信的是，當地人都是快樂又熱情的。這也許是因為他們有強大的凝聚力。不管是站著、坐著或一起走路，他們總是成群結隊。他們大部分的時間都待在戶外，而我相信這種人際間的凝聚能力保護他們免受孤獨和憂鬱的侵擾。

亞當和我親愛的女婿度過了一個星期，這段時間他覺得一切都還不錯。他每天都和女婿一起在附近散步，一點都不會感到疲憊。

旅程即將要結束時，我感到有點失落。一路上我享受著自由自在的時光，只要看著孫子就好。我負責安排行程，這是我的強項，所有事情也都順利進行。回到家時，我充滿了活力與朝氣，而亞當一樣單調乏味，兩人的情緒對比因這趟旅行而變得更加明顯。

我不在家的這段期間，亞當原本必須去處理重要的醫療問題，但他卻什麼都沒有做。我對此感到惱怒和害怕，因為我明白情況不會好轉，而是變得更糟。亞當因憂鬱而無所作為，身體狀況反而有所改善，但他的生活卻更加失序、健忘和乏味無趣。

我仔細思考了很長一段時間，並設法接受現實，因此，在能力範圍內必須做到的事情，我必須堅持下去。最近大女兒和我們住在一起，她對我有點不滿，因為我在面對亞當時常常不太友善。確實，因為我感到害怕，我的言行就會帶點攻擊性。

（星期五）一小段美好的時光

我與亞當的距離並沒有拉近；相反地，我們漸行漸遠。我必須接受這一點，就像亞當應該接受他的身心狀況，但這便是最大的問題所在。事實上，他根本不打算接受自己的身體狀況。對於這種現象，我的澄心課老師奧爾娜解釋說，這段期間，亞當是在哀悼自己的身體，因為它再也無法回到過去的模樣。

今天我度過了一小段美好的時光。我前去探望了我的父親，後來又探望了我的兒子，還幫他哄女兒入睡。三歲孫女跑向我大喊著：「奶奶，我好想妳、我好愛妳！」這帶給了我很大的力量。

（星期一）接受疾病的現實，並擁抱生命

今天我覺得備受煎熬。我感覺生活變得支離破碎，因而非常憤怒。我試圖用理性思考去說服自己不要如此沮喪。這時我總會對自己說這些話「這種事情總會發生」、「同樣的情況也可能發生在妳身上」、「妳並不是對憂鬱症完全免疫」、「若妳身陷憂鬱之苦，而身邊的人們對妳生氣和不耐煩，妳會作何感想」等等。

後來我告訴自己，我不該一味尋找解決方法或藉口，因為我有權利感到沮喪。而

此時此刻，我的心情就是低到谷地、難過得無法自己，感覺我的生活已支離破碎。我完全得不到安慰，只能暗自為自己的命運哭泣。我的生活並不如我所想像的那麼美好。

有時，我也會感受到快樂、驕傲、滿足和喜悅。然而，我和亞當未來的生活將不會是我所設想的那樣。我們共度的時光都會集中在他的健康問題上；我得不斷花時間陪他去看醫生、確保他保持正向樂觀的心態，還要擔心他的身心狀況。我們不會再一起去旅行，我再也享受不到他那令人食指大動的廚藝。他不會再待我如昔。他曾經為家庭和孩子們心甘情願地付出一切，此情此景將不復見。

我已經七十一歲了，也感受到年邁對我造成的影響。在非洲荒地裡旅行對我來說變得非常辛苦。事實上，去異國自助旅行對我這年齡的人來說並不適合，但我在心態上還覺得自己很年輕，甚至感覺像個孩子一樣，不斷生出各種計畫。我忙於從事各類活動，做自己想做的事情；但我也發現，自己花越來越多的時間在處理亞當的健康問題。

以往我們經歷過類似的狀況：亞當罹患過癌症，也曾經從梯子上摔下來，導致有很長的一段時間，他每天背部都痛到難以承受。後來他在醫院裡度過了七個月，共接受了五次手術。那段日子對我們兩人來說都很辛苦。但撐過去之後，平靜的時光隨即到來。然而現在我明白了，不會再有另一個平和的時期。這就是我跟亞當的未來，我們永遠必須與疾病共存。

我不知道接下去有什麼在等待著我們。亞當的身體可能會慢慢好轉，但也有可能會不斷惡化（但願不會如此）。然而，無論是哪種情景，我都不知道它將會如何發展，並帶給我們什麼樣的影響。

但我有信心，即使我有時感到絕望，也都會再次站起來，因為那就是我的性格。在這一生中，我已學會了許多方法，以幫助自己克服憤怒、絕望、焦躁和孤單等負面情緒，進而重新擁抱生活與愛。雖然今天我心情沉重無比，又覺得未來充滿不確定性。但無論發生什麼事，這就是我的生活，我會活得踏實又充實。

第8章

陪伴是無盡的內在旅程

生命是一場旅程，而你我並非總能抵達原先所預想的目的地。由此我們能得出的重要結論是，或許不該早早規劃最終目標，因為每一天都是生命旅途上重要的一步，都是有意義的目標。

我們當然都希望憂鬱症的發作期能夠盡快過去，在大多數情況下確實如此。然而這並不能保證它不會再次出現。生活是複雜的，但也確實提供了許多機會讓我們得以成長（尤其是在艱難的處境中）；我們在其中探究真理、體驗愉悅時刻，從中找到有意義的事物來擴充心靈。我喜歡將此當作一場探索的旅程，因為它會啟發我們的好奇心、帶來歡樂，同時也會讓我們迷失、疲憊、感到陌生和恐懼等。個人的內在旅程也是如此。這兩種旅程我都不願放棄，但如果必須做出選擇，我會選擇內在旅程，它是個人在面對困境時不可或缺的一部分。

我覺得有必要以樂觀的角度為本書劃下結尾，因為我與亞當最近確實感到比較輕鬆。最近他逐漸接受了自己的生理狀況，還告訴我：「如果我必須在憂鬱情緒和腿傷之間做出選擇，那我寧願走路一拐一拐的。」他的情緒漸漸有所改善，我的情緒也變好了。

最終章是在我完成本書大約兩週後所寫下的：亞當已經連續三個星期沒有陷入憂鬱，這真是太好了。但我們並沒有品嚐到休息片刻的甜美滋味，因為在這段期間還得應付他的帕金森氏症；這兩種病在他身上的發作時間有時會重疊。

最近我也意外地發現，只要我覺得問題變嚴重，我就會允許自己好好難過一下。我學會了感受哀慟，這並非意謂著我要時時想著事情會有多麼困難或可怕。它也不是一種逃避心態，即刻意說服自己反正事情會變糟，所以應該放肆一下、及時行樂。我們只是想讓負面情感好好存在著。

我發現，這樣一來，我反而更能去承受這些感覺，進而加以管控，而不是被它們操控。我允許自己的心中充滿哀慟的情感，它需要存在多久我就讓它存在多久，通常是幾個小時，然後我會逐漸冷靜下來，回復到開心和堅強的狀態。

最重要的是，我想繼續支持和照顧我最親愛的丈夫。我想和他繼續一起生活，在能力範圍做任何事情；至於那些無法一起完成的事情，我們就會各自單獨去做。我找到了一些交際舞的教學影片，那是專為帕金森氏症患者所設計的。這不僅有助於增加亞當的運動量，還能提升我們對生命的朝氣與熱情，所以我們計畫每天跳舞半小時。

此外，我有向公立的長照機構申請照顧者，儘管我們尚未準備好讓外人來當看護。但考量到亞當的健康可能惡化，我想事先做好準備。我還找到了一家私人的看護服務機構，他們以每小時為計費單位，如果我需要出門、留亞當一人在家，便可加以利用。

我很高興我把生命中大部分的心力投入在自我成長領域，並以最佳的方式克服擋在我面前的障礙。如今，我能支持與照顧親愛的家人們（包括我自己），我相信這都要歸功於先前的努力。

最後，我想提到亞倫・巴斯（Aaron Bass）的一首詩，內容談到「情感急救」。他巧妙地描繪出了一個情境，在其中，生理性的急救措施，例如救護人員、繃帶和疫苗，被取代為愛、同情和擁抱。這位心靈療癒者注視著傷者的心靈，並用愛來撫慰，最終也將他們帶回生命的正軌。

如果我們能好好體會這首美妙的詩文，並採納巴斯的想法，應該就更有能力去面對生活中的困境，尤其是心情陷入谷底時。每當遇到艱困、令人痛苦的狀況，或深陷憂鬱的情緒中，我們都會感到羞愧，但這只會讓問題雪上加霜。唯有依靠同情心、愛和擁抱，我們的處境才會有改善。

附錄1 亞當接受過的治療法

如果你想知道我們嘗試過哪些正統療法與替代方案，那不如直接問：「哪些療法你們還沒嘗試過？」這比較容易回答！

在過去的六個月裡，我們經歷了很多事情，不光是嘗試了許多不同的方法，也一次又一次地感到失望。

前一陣子，亞當去看了一位精神科醫生，對方開立了一些藥物。與此同時，我們也嘗試使用安思定治療儀（Alpha-Stim），這是一種手持式電療設備，可用來緩解疼痛、壓力和憂鬱情緒。每天使用二十分鐘。我們租了好幾個月，亞當每天都會使用它。

我們是向另一位患者租借的，他說他多年來一直深受憂鬱症所擾。從自身看病的經驗中，他得出結論：憂鬱症藥物反而會讓病情更加嚴重。因此他決定停止服藥，轉而從療癒內心開始。他已經好幾年都沒有服用藥物，憂鬱症也沒再發作。

與他談話後，我帶著滿腹疑問回到家，想著亞當是否也該停止服藥。我認為那位男士的說法——藥物及其副作用可能是問題的根源——有一定的道理，但我並不確定亞當是否應該跟著做。

這並不是我第一次聽到類似的案例，有不少人在停止藥物治療、轉而進行內在功課後，便不再出現憂鬱症。我自己也曾用內在功課來對治自卑感，所以我相信，若能處理患者的心靈組件（如虛假信念、錯誤的感知），就有機會克服憂鬱症，但我並不確定這種方法對亞當是否合適。

有些人在練習內在功課後成功地轉化自我，但其他人就不一定能做到。因此，我們決定在這個時機點繼續使用藥物治療。

亞當的精神科醫生後來也一籌莫展，不知該如何提供進一步的協助，因此他將我們轉介到大型醫院的精神科。在初診與醫生會面後，我們決定，如果接下來幾週病況都沒有改善，亞當就會住院接受治療。然而，當時他的身心狀況已經瀕臨崩潰邊緣，最終我們改變主意，馬上讓亞當住進了醫院。

他住在開放式的病房，這對他來說很難受。有兩個部分特別讓他感到不舒服。首先，亞當非常講究整潔，而那間病房遠遠不符合他的標準，尤其是浴室。他之前曾在其他醫院動過手術，那裡的住院條件比這邊要好上許多。其次，亞當站立和行走都有困難，但淋浴區並沒有安裝給身障人士的設備，甚至連掛毛巾和衣物的吊鉤都沒有。我們覺得很奇怪，這樣一家大型、先進的醫院居然會有如此低劣的病房，而且這些缺失其實非常容易解決。

令亞當覺得難受的另一點是社交問題。亞當原本很喜歡交朋友，但在憂鬱症發作時會變得很孤僻。這間偌大的病房裡住了三十名年齡各異的患者，當中許多是年輕人，而且相處得很融洽。

住在這種開放式的病房，有件事情對患者來說是有益的，那就是可以與一些有類似病況的好人相處在一起。正如社會的各個角落會形成群體，病房裡也會出現社交團體。但對現階段的亞當來說，要他主動去向他人攀談相當困難，因此我拜託精神科的主治醫生為亞當介紹一些有經驗的幫手或夥伴。她認為這是個好主意，但最後沒有機會付諸實行。

依照慣例，患者在住院後的前幾天不可以離開病房四處走動，第一個週末也不可以回家。但院方同意亞當在第一個週六可返家，但隔天一定要返回醫院。他們擔心亞當不願意回來繼續接受治療。

儘管心中抱著千百萬個不願意，亞當還是再次入院了。他也理解，自己必須把握住任何有助於改善病情的機會。雖然進程緩慢，但在我們的幫助下，他開始認識並親近某些病友，他的情緒也稍微好轉了一些。

我們每天都會找時間去陪他：孩子、朋友、我的姊妹、還有我。一直住在那邊令他感到很難受，但他還是撐下去、忍耐了三個星期。在那段期間，我們注意到他的情緒有明顯的改善，但隨著出院日期接近，情況卻又變得惡化了。他的身體狀況越趨下坡，走路也有困難。他被診斷出患有帕金森氏症，所以手會顫抖。這毋寧是相當大的打擊，因為我們必須處理的問題已經很多了。醫生開的藥物劑量也變多了。

出院返家後，他的狀況變得更糟。亞當聲稱，他的健康狀況惡化，導致他的情緒更加低落。他好幾次從床上摔下來，所以我們開始考慮聘請看護來照顧他。對於這些情況，我們束手無策，感到灰心喪氣。

我決定去請教一位藥劑師朋友，她寫書討論過某些藥物和藥物組合的危險性，因此我們希望能得到她的幫助。她來家中拜訪我們，並檢查了亞當的藥物處方和劑量。她建議我們去聯繫一位外國來的醫學專家，看看如何減少亞當的用藥劑量。她認為，當前醫生開立的某些藥物可能會引起類似帕金森氏症的生理反應。況且，亞當的情緒並未因服用這些藥物而有所改善。因此，在專業的指導下停止服用某些藥物，是值得考慮的選項。不過藥劑師有提醒我們，停藥後有一段時間，亞當的憂鬱症會變嚴重，但還是值得嘗試一番。

她問亞當是否願意嘗試減藥，幾經考慮，亞當決定一試。接著我們去找這位國際級的專家，與我們見面會談後，她將我們轉介到當地一位醫生，他會按照她的方法來治療。結果，這位醫生竟然就是我們所熟識的老年醫學專家，我與亞當都很滿意她在過往所提供的協助，於是很放心地採納她的意見。

在她的幫助下，亞當逐漸停用了一些藥物，一段時間後，與帕金森症有關的症狀完全消失了。我們兩人都十分高興，因為這些症狀讓亞當感到非常困擾又害怕。

在停掉某些藥物後，亞當的憂鬱症加重了。我們得繼續尋找其他的治療方式。亞當嘗試了「哈達薩」(Hadassah)，這種藥物也被稱作「另類的幸福藥丸」；多項研究已證實，在憂鬱症發作期間，它能穩定患者的心情。

我們每週都會去找物理治療師和健身教練上課，亞當也定期去做水療。然而，不論嘗試哪些方法，都未能幫助亞當擺脫憂鬱症之苦。

之後我們又讓亞當嘗試了經顱磁刺激治療。患者每天都得去醫院報到，療程為期一個月。患者戴著類似頭盔的裝置，讓磁脈衝發送到大腦負責憂鬱症的區域。我們聽說這種治療有七成的成功率，在諮詢醫生的意見後，我們決定嘗試。那是很辛苦的一個月。時值八月，一年中最炎熱的月份，每天得乘坐火車再轉搭計程車才能到醫院，這對我與亞當來說都很累人。不過醫護人員非常出色，也提醒我們，在第七次治療後才有可能看到改善的跡象。

在開始接受經顱磁刺激治療前，我們更換了精神科醫生。原本的精神科醫生治療亞當一年半了，亞當覺得還可以，但我覺得需要換一位醫生，才能提出新的治療方案並給予我們更強大的支持。我們開始去看一位年輕的精神科醫生，沒幾次之後便覺得見到了希望。她是我們當地診所的醫生，所以我們可以省下很多的交通開支，以當時的情況來說，這是很重要的考量因素。她鼓勵亞當說：「這次的憂鬱症發作跟以前一樣，最終都會過去的。」

她認為增加藥物的劑量應該是正確的，但那個時候我們準備要嘗試經顱磁刺激治療，因此她暫緩增加劑量，看看前者的效果如何再說。

經顱磁刺激治療接近尾聲時，亞當的狀況毫無改善，只能從增加藥物劑量下手。雖然我們知道，經顱磁刺激治療的效果要到一段時間後才會顯現。但截至目前為止，我們仍在等待，希望它的療效能慢慢浮現。

整體來說，亞當的病情確實有所改善。基於多年下來的經驗，我們知道藥物對亞當是有幫助的。只是當他憂鬱症發作狀態時，要我們靜靜坐著是很難受的，我們不想枯等藥物發揮作用而去不嘗試其他的療法。我們總是會擔心藥物無效，所以得不斷尋找其他的替代方案。奇妙的是，總是在處方上註明的藥效時間過了，亞當所服的藥才會慢慢開始發揮作用。我們往往是突然發現亞當在幾天以內完全沒有出現憂鬱症狀。然後我們會歡欣慶祝，他的低潮已經過去，至少可以暫時維持一陣子。

即使亞當的憂鬱症在未來還是可能會再度發作，但能得到暫時的緩解，我們都感到很欣慰。亞當和我都可以放鬆一陣子，並恢復氣力。

附錄2
強化自我覺察的有效方法

除了關照自己的生命旅程，我也幫助他人強化自我覺察、做出改變。我運用了多種不同的方法，在此也將它們推薦給讀者。

我之所以會列出這些方法，是因為我自己親身體驗過，不但易於理解和執行，又能給人帶來深刻的影響。最重要的是，它們有助於個人提升自我價值和自我接納的程度。當然還有許多其他方法，但本書篇幅有限，無法一一列舉。

澄心聚焦法

在《聚焦的力量》（*The Power of Focusing*）中，作者安・康奈爾（Ann Weiser Cornell）指出，每個人都有能力深入探索自我，聆聽內心所浮現出的各種感覺，以及找出隱藏的內在真實面。

這種方法很簡單，但卻能帶你深入內心的底層、釋放自我並找到改變的契機。近年來，有許多專業人士都採納了這種方法，可說是全球流行的心理治療工具。你需要身體力行才能實踐這個創新的方法，因為作者主張，身體（而不僅僅是大腦）也有思考能力，並且可以告訴我們很多訊息。

這項方法的核心在於安靜傾聽。練習時，導師會傾聽學員的聲音，而學員則傾聽自己的內在聲音，彼此都不帶有任何的評價。我們藉此創造出一種空間，讓自己去感受呼吸、「純粹的存在」以及舒展的心靈。過程中，被隱藏的感受與念頭會自動顯露、自動表達，讓你得以觸碰到內在最深層、最真實的面向，進而能修復與強化自己的生命能量。

澄心法讓人安住於當下，它是認識自我的工具，也是一種哲學和生活方式。在練習的過程中，學員是在聆聽並思索內在的自我。每個人的心底都會有需要治療或改變之處，而透過澄心法，我們就能與這些面向進行對話。這種方法有效又簡單，而且能帶來驚人的影響力。只要多加練習，在生活中的每一刻，我們都能意識到自己內在的感受。

練習過程中，初學者會說出在生活中經歷到的困境，而導師則會引導他把焦點放在身體中浮現的感覺。在不斷練習後，你就能在內心騰出足夠的空間以釋放自身的各種感受，而且不會任意評價它們。你也能理解到，它們是你在當下最真實的感受。在平常的情境中，你已習慣忽視這些感受，會感到尷尬、甚至想反抗它們。但透過澄心法，你能允許這些感受存在，找到最適合描述它們的詞語，並去探索那些令你感到深深害怕的東西。

時時練習這套方法，我們就能接受以前無法容忍的感受以及某些自我，進而加強自我接納、提升自我價值並實現完整的自我。

拜倫·凱蒂的轉念功課

轉念功課法的基礎在於理解痛苦的源頭。在生活中，當你感受到自身的需求與現實狀況有落差，就會覺得很難受。也就是說，信念與現實發生衝突時，心裡就會覺得很糾結。凱蒂教大家一種簡單而有力的自我檢視法，讓你辨識出引起痛苦的那些想法，進而探究它們的源頭，以及可行的擺脫方法。

這套方法是為了讓我們接受當下的自己，而不再執著於內心所認定的理想模樣。不過，你需要親力親為，包含思索四個問題和執行三種轉念。

首先，在筆記本寫下你相信不疑的描述句，而其內容會讓你感到非常痛苦。你可以談到他人（例如，「丈夫不尊重我」或「女兒應該多聽我的話」），也可以是關於自己的（例如，「我很懶惰」、「我很愚蠢」或「我不善於交際」）。接著，針對這個句子，你再用四個問題和三項轉念來挑戰它。這樣一來，你就能識別出那些會妨礙生活、引發痛苦的各種想法。

這四個問題如下：

這是真的嗎？

你確定這是真的嗎？

既然你相信這是真的，那你又做了哪些回應？

想像一下，如果你不相信它是真的，你會有什麼感覺？

接下來針對你正在探究的句子，我們執行三種轉念。例如，若你執著於「某人應該要尊重我」，便可以如此改造一番：

我應該要尊重我自己。

某人不需要尊重我。

我應該要尊重他。

在實踐轉念功課時，你必須為每種執念找到轉化的方法，或設法去解釋，為什麼改變它才是正確的。在進行冥想、內在探索時，仔細檢視這些句子的內容，如此一來，看似困難的事情便能成為轉變的契機或新體驗。你的心中也會逐漸浮現新的見解和想法。

許多練習過的人都發現這套方法改變了他們的生活。

進行內在探索，就能擺脫深信不已、卻又令人難受的信念。卸下你在過往給自己戴上的面具；在從前某個時刻，這個面具幫助過你、甚至拯救過你，但如今已不再適用。藉由轉念功課法，你就能連結到自身的內在真實面，並接受自己的本真、喚醒自我價值感。

格式塔方法（亦稱為「完形心理學」）

格式塔方法從個人以及其獨一無二的體驗出發。主要的練習法包括專注於當下、以第一人稱說話、用現在式談論在心中所浮現的每個主題。此外，我們要常與內在的不同角色對話，拉近它們的距離，以便進行篩選。記得，絕不要把自己逼到絕境、不允許自己做任何選擇。

格式塔心理學的基本假設是：每個人都是完整的有機體，具有無窮潛力，足以成長和發展，就算身體受傷或有殘疾，仍有能力實現自我。

多多練習這個方法，就能找出自己真正的需求，並排列出優先順序，以及排除非真實的需求。透過格式塔方法，我們就能觀照不想承認的真實自我，並拋棄虛假、非真的一面。如此一來，我們才能與真實的自我連結，進而感到自由、強大與包容，最終也能擺脫痛苦。

附錄3

每個人生來都是一顆鑽石

本書的希伯來文版問世後（但尚未轉譯為英文版與中文版），我舉辦了一場講座，題目是本書與上一本著作《每個孩子都值得》兩者的關聯性。

當時我突然意識到，這兩本書的關聯是多麼密切。因此我希望在此附錄中談到它們的交集之處。

在第一本書《每個孩子都值得》中，我談到自我價值感，也強調每個人天生都是一顆閃亮亮的鑽石。

布蘭登・貝絲（Brandon Bays）是「旅程方法」（The Journey Method）的創始人，她提到：「每個人生來都是一顆鑽石，雖然會逐漸遭受到汙損並被泥土給覆蓋住，但它仍然存在於你的內心。」也就是說，每個人都是有價值的，只是有形形色色的差異。

你我都是以美好的模樣出生到這世界上，但會不斷受到周遭環境的影響，包括被他人矯正。因為大人總擔心孩子無法融入社會、也不想看到孩子保持原本的樣態。

父母、老師、照顧者都是出於好意，但卻導致你我的身心在成長過程中受到壓抑。大人們試圖在孩童身上消除掉他們以為有害的特徵或行為，並試著培養對將來有益的言行，所以學生不應該有怒氣、要有羞恥心。師長們通常會用命令和武斷的口吻告訴孩童應該或不應該做什麼。這些教育內容因人而異，取決於各個家庭和社會的道德觀和價值觀。有些家長會教育小孩「你應該勇於表達不滿，不應該保持沉默」，有些家長則會告誡孩子「忍一時風平浪靜，不應該隨意發火」。

孩子從小就依賴照顧者，吸收他們所教的一切。一方面，我們不斷接受大人的耳濡目染；在另一方面，我們也不斷否定真實的自己。

然後我們長大了，老是對自己感到不滿意，其實這是因為表面上的樣子不是真我。有趣的是，要想自我感覺變好，唯一方法就是成為自己、接納自己。想要成長、有所改變，就得先明白，你本來就已經夠好了，不必硬是裝模作樣。

當你體會到真正的自我才是最有價值的，就會敢於表達，包括展現真實自我的感受、想法、欲望和需求。你會勇於認識他人，但不擔心被拒絕。你還能與他人進行真誠的對話，沒有任何的阻礙。往後，你就能活得充實而完整。

我想起一首希伯來歌曲，歌名大概可以翻譯為《真正的我》，創作者是薩伊・奧爾（Shai Or），並由他的女兒演唱。這是一首美麗的歌曲，我建議讀者們可以播放給子女和孫子們聆聽。

我在第一本書中所撰寫的內容，應該有助於讀者培養情緒上的韌性，並進而強化身體的韌性，甚至還有助於預防疾病。心靈療癒應該最有成效的養生法。努力培養正面的感覺，覺得自己有價值、有長處甚至非常出色，對身心健康就很有幫助。面對自己最真實的樣貌，不依賴於他人的評價，就能活得更快樂。

今時今日的諸多治療方法都在強調身體與心理的連結。不過，古羅馬詩人尤維納利斯（Juvenal）以及中世紀的猶太哲學家邁蒙尼德斯（Maimonides）都也早就發現這一點；邁蒙尼德斯還進一步將健康的靈魂與健康的身體劃上等號。

在本書中，我描繪出疾病對病人及家屬的生活所造成的影響。儘管我的主題是憂鬱症，但我認為對其他疾病也是一體適用的。我著重在描述照顧者的心境，因為對患者來說，影響病情最大的因素就是身邊的伴侶或家屬。我前面提到不少改善身體和情緒的方法，若你遇上與我類似的生活困境，應該能藉此獲得撫慰。

你可以喘口氣：給憂鬱症照顧者的備忘錄

BETTER DAYS, WORSE DAYS, SUPPORTING A DEPRESSED PARTNER WITHOUT LOSING YOUR LIGHT

作　者—多琪・柯恩（Doki Cohen）
譯　者—劉宗為
責任編輯—許越智
責任企畫—張瑋之
封面設計—陳文德
內文排版—張瑜卿
總 編 輯—胡金倫
董 事 長—趙政岷
出 版 者—時報文化出版企業股份有限公司
一〇八〇一九臺北市和平西路三段二四〇號一至七樓
發行專線／（〇二）二三〇六—六八四二
讀者服務專線／〇八〇〇—二三一—七〇五、（〇二）二三〇四—七一〇三
讀者服務傳真／（〇二）二三〇四—六八五八
郵撥／一九三四—四七二四時報文化出版公司
信箱／一〇八九九臺北華江橋郵局第九九信箱
時報悅讀網—www.readingtimes.com.tw
法律顧問—理律法律事務所　陳長文律師、李念祖律師
印　刷—勁達印刷有限公司
初版一刷—二〇二四年五月十七日
初版二刷—二〇二四年八月八日
定　價—新台幣三〇〇元

時報文化出版公司成立於一九七五年，並於一九九九年股票上櫃公開發行，於二〇〇八年脫離中時集團非屬旺中，以「尊重智慧與創意的文化事業」為信念。

你可以喘口氣：給憂鬱症照顧者的備忘錄／多琪・柯恩（Doki Cohen）著
劉宗為譯 --- 初版 --- 臺北市：時報文化出版企業股份有限公司，2024.5
面；12.8×18.8公分. ---（人生顧問522）
譯自：BETTER DAYS, WORSE DAYS: SUPPORTING A DEPRESSED PARTNER
WITHOUT LOSING YOUR LIGHT ISBN
ISBN 978-626-396-228-6（平裝）1.CST: 憂鬱症　2.CST: 照顧者　3.CST: 通俗作品
415.985　　113005606

ISBN 978-626-396-228-6　Printed in Taiwan